元気な百歳をめざして

ながらの道

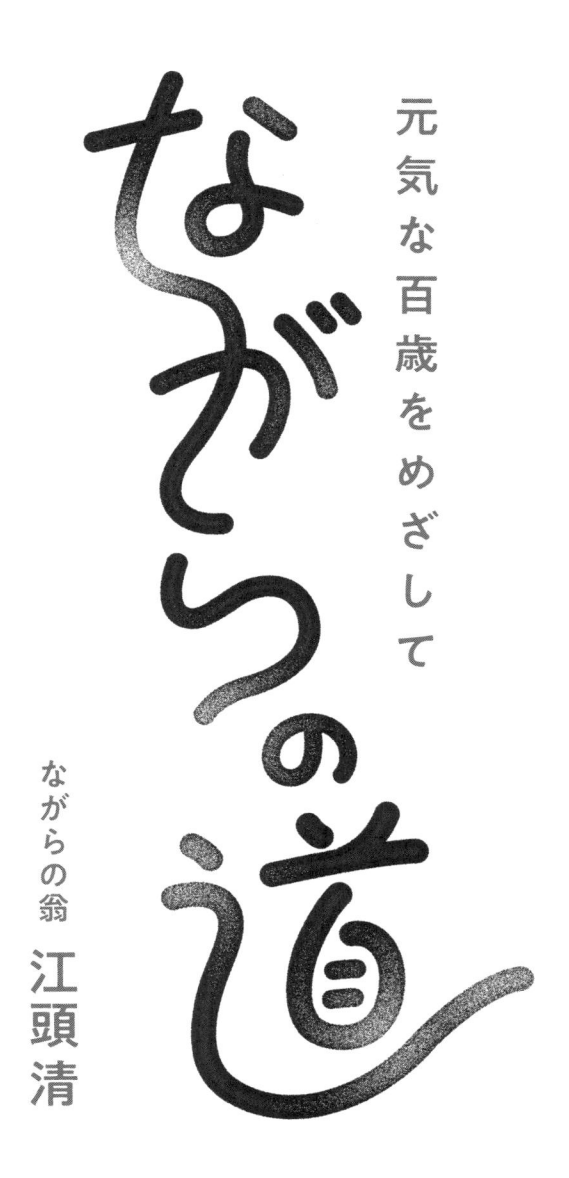

ながらの翁　江頭清

Parade Books

〔ながらの道〕に至るまで（筆者談）

　現在83歳（令和6年7月現在）、整体師や医師等の専門家ではなく、婆さんと二人暮らしの歩きが苦手で、体が硬い太った爺さんです！！

　若い頃は、バレーボールや空手に励み、体力にはかなりの自信がありましたが、社会人になりほとんど毎日が残業、徹夜仕事もしばしば、帰宅中の電車内で倒れたことも数回！！

　働き盛りの年代はバブル真っ盛り、身に覚えのある方も多いかと思いますが、夜は飲み食いが仕事という時代で、気付いた時はさすがに、自信があった体力もガタガタ！！

…そのせいもあってか50代の半ばにひどいギックリ腰に…

　腰痛からくる足のシビレで、杖なしでは10メートルも歩くことができない時期も！！

　その後もカバンを持てないほどの肩痛や、胡坐もかけないほどの膝痛に！！

　現在は**夜間尿**に悩まされ、その対策に取組み中ですが、少しは効果も出てきているので、最後に少々紹介します。

　☺62歳の頃、優秀な先生に出会って、腰痛からくる右足のシビレを押さえることに成功、**再発防止**のために始めた取組みが、この〔**ながらの道**〕につながる**出発点**になりました。

　まずは新聞やテレビ等の健康欄や番組を参考に、取組み始めましたが、高齢者にとって困難なポーズや動きが多すぎ、そのまま取り入れ毎日続けることは困難だなぁ～と判断！！

そこで、**ひとりでもできる**単純な動きに絞った情報を収集、そ
れに自分なりに肉付けをしながら取組んで〔ながらの道〕に、た
どり着いた次第で現在も進行中です！！

　今回披露するにあたって、体の各部位の資料を拾い読み程度で
すが、目を通してみると、これまで続けたことは、大半が理にか
なっていることも確認できました！！

　これまで実行し続けた効果も出ており、**現状報告**を兼ねて**披露**
しますので、ご賛同いただければ〔**元気な百歳**〕を目指し、一緒
に〔**ながらの道**〕を歩きましょう！！

　☺今回拾い読みした**各部位の資料**は、**健康維持・老化防止**に取
組むに当たり、非常に参考になることが多いので、**「身体につい
ての予備知識」**として、**基礎編**の中に取り入れていますので、覗
いてみてください！

＊なお情報仕入れ先の紹介については、ほとんどをパソコンで広範囲、且
　つ多岐にわたり拾い出しているため、大変なページ数になるかと思って
　見送りますので、悪しからずご了承下さい！

はじめに

　人生100年の時代はすぐそこに！との報道を、テレビや新聞等でよく見聞きするようになり、健康に関する番組や記事が気になる昨今、**元気な姿で百歳を迎えたい人**が多いのではないでしょうか？

　では、〔元気な百歳〕であることに、どのような意味合いがあるのでしょうか？

　☺私事ではありますが現役時代、仕事が最優先で育児・家事共に苦労のかけっぱなしだった連れ合いを、せめて人生の終盤ぐらいは、楽にしてあげれたらという思いがあり、そのためにも〔元気な百歳〕を目指さねば！と、取組んでいるのですが、一般常識としては以下のことが思い浮かびます！

１）元気であることで、日常生活、行事、家事などのあらゆる面
　　で、身内や関係する人たちへの負担を、軽減することにつなが
　　るのでは？

２）高齢者が健康であることは、現在予算オーバーで問題になっ
　　ている、高齢者用医療関連や、介護関連の費用などの軽減につ
　　ながり、結果として若い人達が引き継ぐことになる、費用負担
　　の軽減に貢献できるのでは？

３）元気であることで、旅行や外食、カラオケ、ゴルフ、テニス、
　　卓球、観劇や各種教室、ボランティア等にもチャレンジでき、
　　その行動が実社会に対して、多少なりとも貢献できることに繋
　　がるのでは？

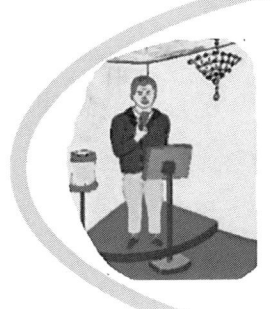
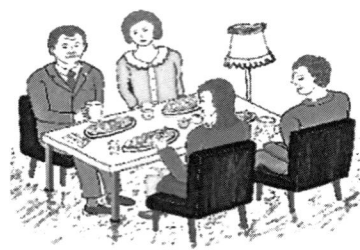
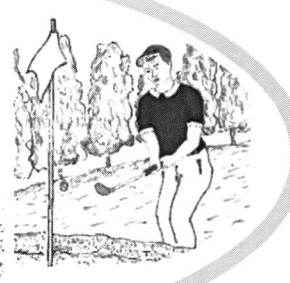

元気な百歳を
めざし楽しみましょう

　😊定年延長（70歳）が具体的に検討されるほど、高齢者の比率が増え続けている現状があり、〔元気な百歳〕を目指す取組みが、増々求められている時代なのでしょうね！

　しかしながら、人は**老化の進行**に伴い、体力や気力が落ち、**起ちあがる力**や**足腰力**（歩く力）が鈍ぶり、チョットした**動き**でも億劫（おっくう）になってきます。
　そこで〔ながらの道〕では、最初に取組んだ**腰痛対策**から、現在取組み始めている**夜間尿対策**までの、筆者が**チャレンジ**してきたこと、現在進行中のことを整理しつつ、披露して行きます！
　初めての経験なので**幼稚なイラスト**ですが、理解してもらうため、できるだけ多く添えるよう努力します！

　数ある生命のなかから「**ヒト**」という素晴らしい「**イノチ**」を授かった者として、**高齢者**が元気に生活する姿を、次世代の人達に伝えて、順次引継いでいく流れができれば素晴らしいですね！

　ひろい読み程度の知識ですが、人は**健康な身体**を保つため、〔**元気な血流**〕が酸素や**栄養**を**細胞**の隅々まで届け、**栄養補給・体温調整・感染防止**を行って、結果として発生した**老廃物・二酸化炭素・ウイルス・細菌**などの**循環**と**排出**を、〔**リンパの流れ**〕と共に全身をめぐり、**老化防止・病気予防・健康維持**を行っているとのことです。

　そこで素人発想ですが、人の身体を構成して**老化防止・病気予防・健康維持**の役割を担っている**細胞**を**活性化**させるため、**血流**と**リンパの流れ**を元気にし、同時に**酸素**を取込む**呼吸法**を意識、日常生活に最低限必要な**起き上がる力**、**足腰力**（歩く力）を確保し、**老化しやすい部位の維持改善**を続けられれば、きっと〔**元気な百歳**〕を迎えられるのではないかと信じ、取組んでいます！

　この発想を念頭に、これから取組む〔**ながらの道**〕では、**取組み方**と**方向性**を、次に示す【**A**】【**B**】【**C**】にまとめ、**できることをできる範囲**で、**毎日**取組んでいきます！

〔A〕 **血流とリンパの流れ**が、**老化防止・病気の予防・健康維持**に重要な役割を担っていると認識しました。その効用を活用するため、**呼吸法を意識して行なう動きと動作**を「**ながら動**」、意識せず行なう**動きと動作**を「**ならし動**」、**毛細リンパ管の流れ**を補助するための動作を「**サスリ動**」と命名し、**スキマ時間**を利用して、それぞれの**動きと動作を毎日**続けます。

> **ひとりごと**
>
> 　心臓から遠い**手足の先への刺激**が、そこに至るまでの**血流**や、手足等の末端から始まる**リンパの流れ**にも効果大と思うので、【A】で取り決めた「**ながら動**」「**ならし動**」「**サスリ動**」は、手足の先から始めるケースが多くなります！

〔B〕 日常生活の中で大切な**起ちあがる力と足腰力**（歩く力）、**姿勢の維持改善**が目的の動きを「**ながら起ち**」と命名、その動きを**基本動**〔1〕～〔5〕の5種類に設定して、日常の**スキマ時間**の中で**毎日**取組み、「**元気に動ける身体**」造りを目指します！

> **ひとりごと**
>
> 　「**ながら起ち**」の**基本動**を5種類設定し、**スキマ時間**を利用して取組みますが、ジョギングやウォーキングを習慣にしている方は、取り入れたいと思う**基本動**を、補完する程度でOKでしょう。

〔C〕 **老化**により**退化**が**進みやすい部位**（各部位の関節や腰、肩、背中、胸、首回り等々）の**維持改善・老化防止**をする目的で、「**ながら動**」「**ならし動**」の取組みを、**スキマ時間**を利用しながら毎日続けます。

ひとりごと

　イメージとしては、古くなり動きが重くなった建具でも、毎日使えば**スムーズ**に動き始めますね！

　人も同じく**老化予防**が必要な部位に、軽い刺激を繰返すことで周辺が**温まり**、**血管**がしなやかになり、**血行**を良くし、結果として**体質改善**につながるでは？

…この効果は人だけではないようです…

　☺**次ページの写真**で確認してもらえますが、人だけでなく植物も、繰り返し刺激を与えられると、その成長が促進されて元気になることを、偶然ですが我が家のチッポケな庭で確認できたので、写真を添えて紹介します！

　2016年ごろ、同じ大きさの**花樹**を左右に分け設置した折（次頁の写真）、仏壇のお供え（ゴハン）は、小鳥（雀）であれば、お下がりとして施して良いことを知り、①**の花樹側**に毎朝置いたところ（次頁の写真）、朝のわずかな時間ですが、その**花樹①**を介し雀が集まってきた結果として、**左右の花樹**に成長の差が出たのでビックリ！

花樹①と②を左右にセットした（令和元年４月）状態

セット**３年目の写真**ですが、既に差が出ているのが判ります

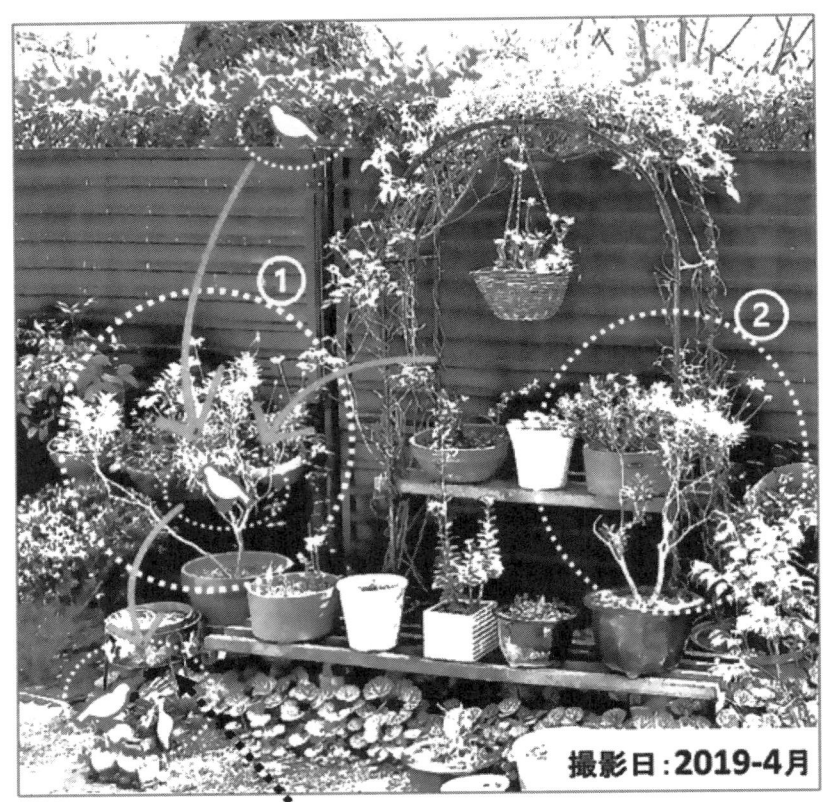

撮影日：**2019-4月**

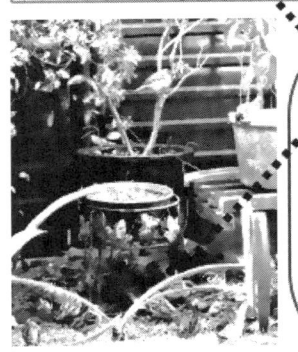

この場所に**お下がり**（ゴハン）を**セット**しているので、いったん左側の**花樹①**に止まってから、**お下がり**に向かう動きが多くなっていました

①と②を並べ、成長の差(2021年4月)を確認した2年後の**比較写真**です

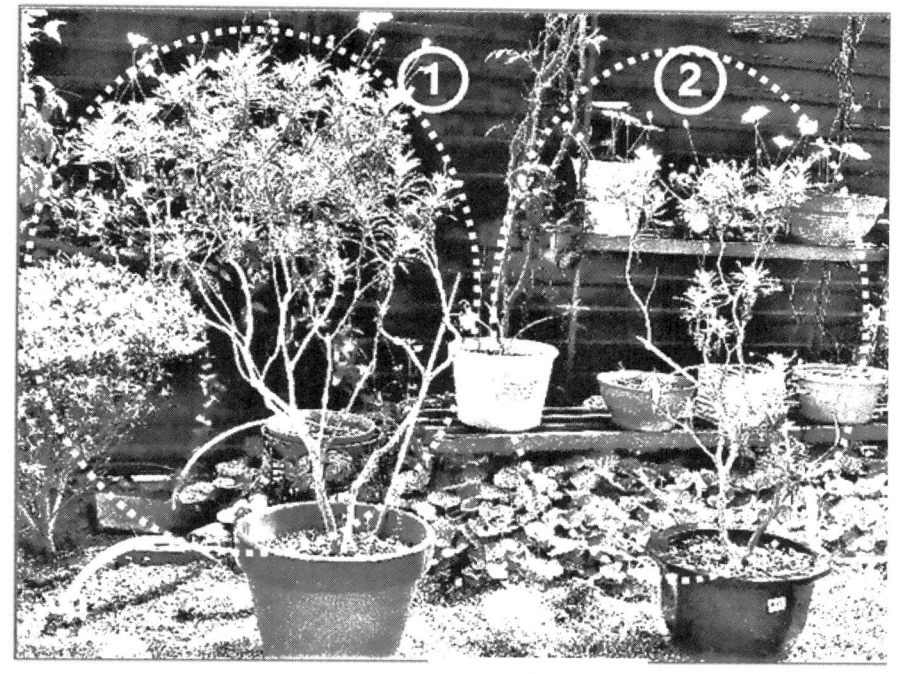

2021年4月

😊**花樹**（植物）であっても、雀が枝に止まるときに与える、軽い刺激を**毎日休まず**に**受け続ける**ことで、動植物全てを構成する**細胞が反応**し、成長に差が出ることが確認できました。

　このことから**ヒト**であっても、単純な刺激を**毎日続ける**ことで、**細胞の維持改善**が期待できそうで、内容の**良し悪し**よりは、**続けること**が**重要**であるように思われますね！

まとめ

　前述の【A】【B】【C】に絞って、筆者が永年続けている**動き**と**動作**を披露しますが、**「ながらの道」**に取組んでいく上でのポイントは、**毎日休まず続ける**ということです！
　まずはムリをせず**できること**を**できる範囲**から始めて、徐々に**増やしていくこと**が、続けるための**コツ**ですね！

　「ながらの道」の**動き**と**動作**は、レッスンや器具等に頼らず、**高齢者一人**でも取組めるように、**「呼吸法」**の活用で**「自律神経」**により発生する**緊張・弛緩**と**自重**を組合わせながら行う**「ながら動」**、体の**退化予防**が目的の**「ならし動」**、**リンパの流れ**と**血流**を元気にする**「サスリ動」**、**スキマ時間**に取組む**「ながら起ち」**にまとめ、提案しています。

　「ながら動」「ならし動」「サスリ動」「ながら起ち」を総称して**「ながら道」**と呼び、楽しみながら**できること**を**できる範囲**で取組んでいるので、別名**「ずぼら道」**と呼んでも良いのでは？

　本書**『ながらの道』**では、この**「ながら道」**の動きを場面に応じて採用、**元気な百歳**を目指します！
　「ながらの道」の目的は**「今の元気を百歳まで」**を旗印に**老化防止**と**健康維持**を目指すことであって、筋トレや美容とかダイエット、治療等ではありません。

そのため、あえて運動とか体操、ダイエット等の言葉は使わず、**「動き」「動作」**の表現で進めていきます。

😊これまで披露してきた**「ながらの道」**の考え方を、参考までに下記の表にまとめてみました！

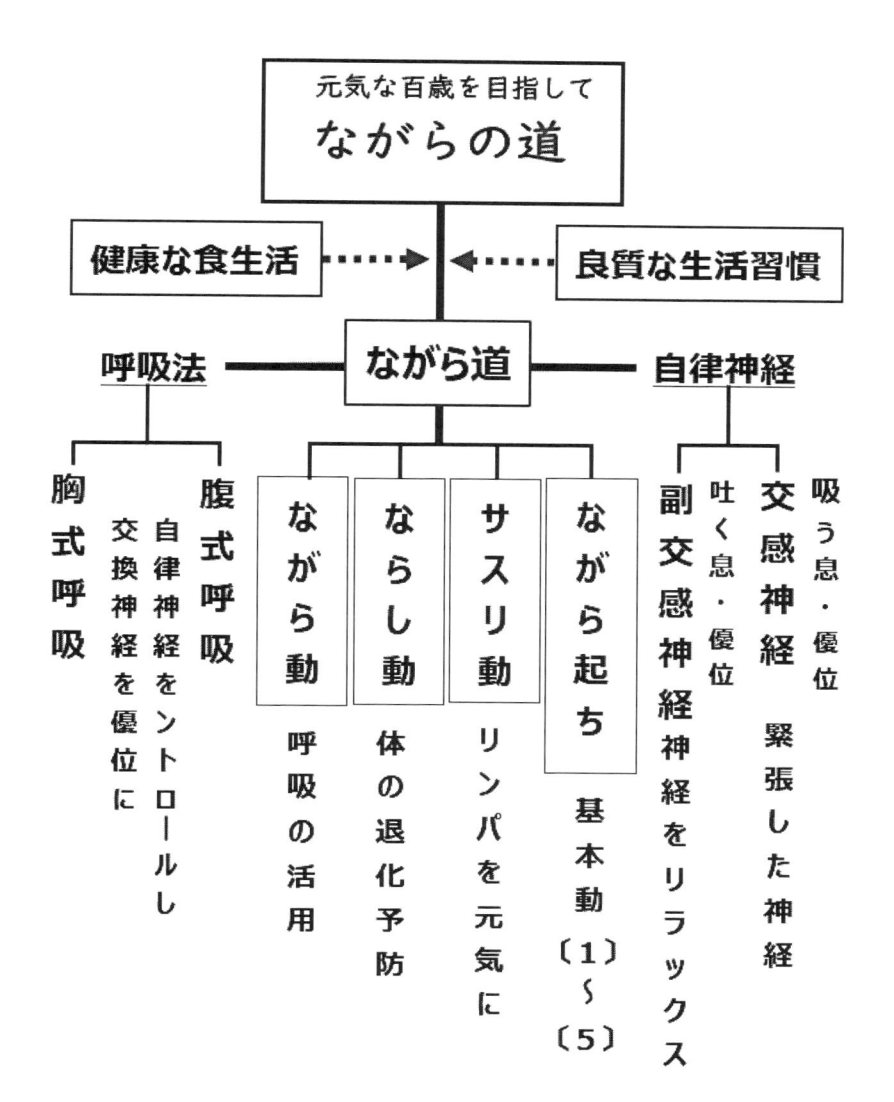

　想像してください！　百歳になった自分が、今と変わらない動き・動作で生活ができたとします。ビックリでしょうね！

　想像してください！　今日できている**動き・動作**を明日、明後日、そしてその先も**毎日**続ければ、途中で**突然できなくなる**ということはありえません！

　理屈上は**百歳**になっても**今の自分**がいるはずですね！

　今以上に！　と言われると困難ですが、**今できていることを維持**していくのであれば、何んとか続けられそう！？　との発想で取組んできたことが、**「ながらの道」**に繋がった一因です！

　この「ながらの道」に目を通したことが縁で、取組みを始める方で、既に何らかの健康法に取組まれている場合であっても、**「ながらの道」**とのバランスを上手く取りながら、続けてくれると嬉しいですね！

　以上のことをしっかり理解して頂き、無理せず力まずに、**できることをできる範囲で無理をせず、毎日**続けましょう。

　百歳を迎えた時の**元気な自分**を想像して、力まず**ユックリ**と「ながらの道」、別称「**ずぼら道**」を一緒に歩いて行きましょう！

目次

〔ながらの道〕に至るまで（筆者談） ⋯⋯⋯⋯⋯⋯⋯⋯⋯ 3

はじめに ⋯⋯⋯⋯⋯⋯⋯⋯⋯⋯⋯⋯⋯⋯⋯⋯⋯⋯⋯⋯⋯⋯ 5

まとめ ⋯⋯⋯⋯⋯⋯⋯⋯⋯⋯⋯⋯⋯⋯⋯⋯⋯⋯⋯⋯⋯⋯⋯ 12

〔一〕基礎編 ⋯⋯⋯⋯⋯⋯⋯⋯⋯⋯⋯⋯⋯⋯⋯⋯⋯⋯⋯⋯ 17

1 体についての**予備知識** ⋯⋯⋯⋯⋯⋯⋯⋯⋯⋯⋯⋯⋯ 18

2 体の知識のまとめと活用 ⋯⋯⋯⋯⋯⋯⋯⋯⋯⋯⋯⋯ 39

3 「ながらの道」の目標を達成するポイントは？ ⋯⋯⋯ 43

4 「ながらの道」の約束：(イ)(ロ)(ハ)(ニ)(ホ)(ヘ) ⋯⋯ 43

5 「ながらの道」の呼吸法：(イ)(ロ)(ハ)(ニ) ⋯⋯⋯ 45

6 ながら道の基本ポーズ：①② ⋯⋯⋯⋯⋯⋯⋯⋯⋯ 49

7 起ちあがる力・足腰力(歩く力)、**姿勢の維持改善のため、スキマ時間で取組むながら起ちの基本動**：〔1〕〜〔5〕 ⋯⋯ 52

〔二〕ながら編 ⋯⋯⋯⋯⋯⋯⋯⋯⋯⋯⋯⋯⋯⋯⋯⋯⋯⋯ 61

1 朝、目覚めて**寝床のなか**で取組む「**ながら道**」：
〔A〕〔B〕〔C〕〔D〕〔E〕〔F〕〔G〕〔H〕〔I〕〔J〕〔K〕〔L〕〔M〕〔N〕 ⋯⋯ 63

2 寝床の上で**居ながら行なう〔ながら道〕：**
〔A〕〔B〕〔C〕〔D〕〔E〕 ··· 96

3 寝床の上での**「ながら道」**を終え、床を離れ次の動きまでの
スキマ時間で行なう「ながら道」：〔A〕〔B〕 ········· 113

4 朝と夜の体重測定時の**スキマ時間**を活用して行なっている
「ながら道」：〔A〕〔B〕〔C〕（必須１） ················ 116

5 朝、パジャマから普段着に着かえるときできる
スキマ時間を利用して行なう**「ながら動」**：①～⑦（必須２） ······ 120

6 日常生活のいろいろな場面でできる、
スキマ時間を活用して取組む**「ながら道」：**
〔A〕〔B〕〔C〕（必須１） ··· 124

7 入浴中に湯船の中で温まりながら、
血行アップを目的に行なう**「ながら動」**：〔A〕〔B〕（必須１） ········ 131

8 **就寝前**に**寝床内**で行なう**「ながら動」。** ················· 134

9 夜中に尿意を催して寝床を離れ、横になるまでの
スキマ時間に取組む**「ながら動」。** ················ 137

あとがき ·· 144

〔一〕
基礎編

身体を動かすとき、各部位や器官の機能を理解すると、より効率的・効果的です。
基礎編では、筋肉や血液、リンパなど、身体の役割を解説した後、［ながら道］の基本ポーズ、基本動を紹介します。

1 体についての予備知識

　これから〔ながらの道〕の解説を進めるにあたり、**体の部位**や**器官の機能**を理解したいのと、日々取組んできたことが、どれほど理に適っているか？の検証をする意味で、各部位や器官の入口を少しのぞいてみました。

　また、**各部位**や**器官**の**機能を理解**した方が、より**効果的**な**動き**ができると思うので、簡単にまとめてみます。

　理論の構築や、理解が目的ではないので、サッと目を通してもらい、そうゆうことか？　程度の理解をして頂いたうえで、〔**ながらの道**〕に取組めば、より効果が上がるでしょう！

〔A〕 **筋肉**について

　筋肉の種類は心臓を動かす「**心筋**」、内臓器官を動かす「**平滑筋**」、骨格を動かす「**骨格筋**」の３つに大別されて、**筋肉**の**細胞**は大きくは「**速筋**」と「**遅筋**」に分けられ、構成されているようです。

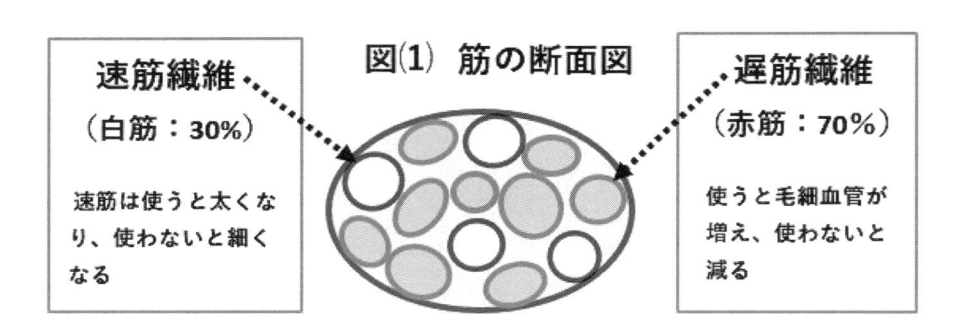

図(1) 筋の断面図

速筋繊維
（白筋：30%）

速筋は使うと太くなり、使わないと細くなる

遅筋繊維
（赤筋：70%）

使うと毛細血管が増え、使わないと減る

☆速筋(そっきん)

　速筋は瞬発的に力を出す**筋肉**で、筋トレや単距離競争等の**無酸素運動**を行うときに働き、普段の生活ではあまり使われませんが、使うと**太く**なり、使わないと**細く**なります。

☆遅筋(ちきん)

　遅筋は**毛細血管**の通り道で、大きな力は発揮できませんが、長時間の動きを続ける時に、必要な**筋肉**です。

　主に**有酸素運動時**に使われる筋肉で、吐く息を使った動きで、より多くエネルギーを生産できるようです。

　有酸素運動を行うと**毛細血管**が増えて、その分**血流**が増し、酸素の供給量が増えて、**持久力**を**発揮**します。

　「**ながら動**」では**呼吸**（吐く息）を使った**遅筋**への働きかけで、**毛細血管**を増やし**血流**を**元気**にし、**健康維持**と**老化防止**を目指しています！

〔B〕　血液の「はたらき」

　血液には様々な成分が含まれ、酸素・栄養素・老廃物の**運搬**と**回収**を行い、体温調整、細菌やウイルスからの**感染防止**など**生命維持**のために、重要な「**はたらき**」をしています。

☺**血液**はどこで作られる？　…**血球**は胸骨、脊椎、肋骨、骨盤等の内部を埋めている**骨髄**で、**血漿**は**肝臓**で合成されているそうです。

☆**血液の成分**

黄色で透明な血漿(けっしょう)と、赤血球・白血球・血小板からなる血球(けっきゅう)で構成されています。

☆**血球のはたらき**

赤血球…血球成分の96％を占める細胞で、主な働きは酸素の運搬です。

白血球…体内に入ってきた細菌やウイルスなどの、外敵から身体を守る働きをします。

血小板…ケガなどで血管が傷ついた時、出血を止める働きがあります。

☆**心臓と肺の循環**

血液は心臓を中心にして、全身と肺の間の血管を循環し、心臓と肺は**二酸化炭素**と**酸素**の交換のため、休むことなく働き続けています。

全身の血管をつなぎ合わせると約10万キロ、なんと地球の**2周半**に相当するようですが、血液が全身を一周する時間は、わずか**約1分**のようです。

図(2)　　血液と肺の循環

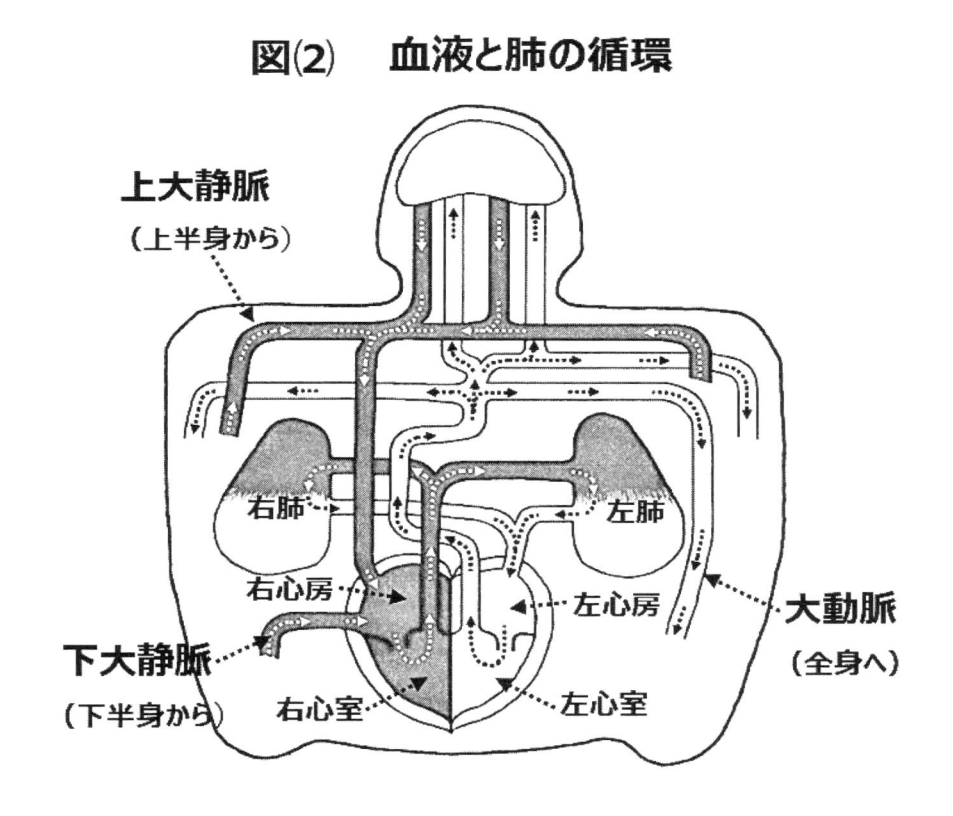

　このように、**心臓**は休むことなく、凄いスピードで、全身の細胞に**血液**を送り続けています。

　毛細血管から出て、体内の細胞に**酸素**と**栄養**を届けた**血液**は、再び**静脈**と**リンパ本幹**を介して**心臓**に戻ります。

　その流れの中で戻れない**水**があり、その**水**のことを**組織液**といい、全身の**細胞**はこの**組織液**に浸った状態で存在しているようです。

〔C〕 リンパ系のはたらき

　今回リンパに出会い、その存在が人の健康維持に大変重要なことを知ったので、少し詳しく取り上げていきます。

☆リンパとは?

　全身に張りめぐらされたリンパ管と、その中を流れるリンパ液、中継点でもあるリンパ節を含めた総称が、リンパ系と呼ばれているようです!
　体内の老廃物や細菌、ウイルスを破壊し、きれいにして静脈へ回収するので、身体の下水管と呼ばれています!

図⑶ 血液とリンパの流れ

☆リンパ系の流れ

　リンパ系の流れは**血液の流れ**と違い、輪になってなくて**一方通行**の道で、全身の抹消（体の隅々）から始まる**毛細リンパ管**が集まり、**集合リンパ管、主幹リンパ管**になります。

　下半身と**内臓**からの**リンパ管**は、袋状の**乳糜槽**に集まり、**胸管**と**右リンパ本管**を通じ、**静脈角**を経て**静脈に合流**、8～12時間程で**心臓**に到達するようです。

図(4) リンパ系の流れ

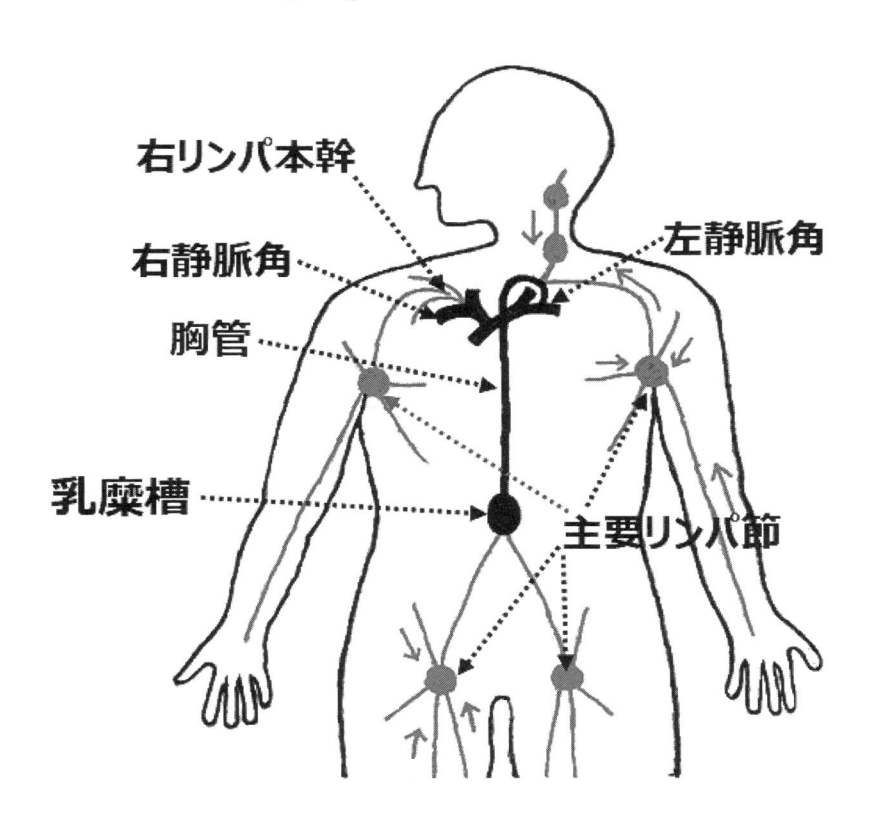

右リンパ本幹

右静脈角

胸管

乳糜槽

左静脈角

主要リンパ節

☆リンパ本管、毛細リンパ管とは?

　リンパ本管は、全身のほとんどの組織や器官に分布しており、**静脈のように半月弁**（図⑷参照）があり、**リンパ液**の逆流を防いでいますが、骨格筋の動きや、**リンパ管壁**の収縮運動で、一方向に流れているのが近年になり分かったようです。

　但し、皮膚表面近くで流れている**毛細リンパ管**には弁がないため、流れは一定ではなくて、その構造は**毛細血管**よりも細胞間隔が広くて、**リンパ管**の内外物質（老廃物、タンパク質や細菌、ウイルス等）は、容易に出入りしやすいようです。

図(5) リンパ本幹の仕組み

逆流を防ぐ半月弁

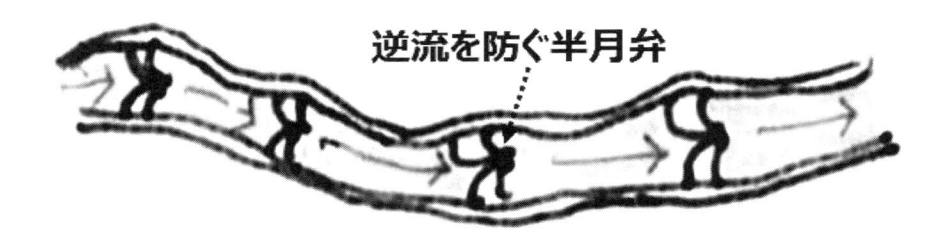

☆リンパ液とは?

　全身の細胞にある**組織液**が、**毛細リンパ管**に取込まれ、その中を流れる**リンパ球**を含む液が、**リンパ液**です。

☆リンパ球とは?

　リンパ球は**免疫担当細胞**として、**血管内**と**リンパ管**内を、自由に移動している**白血球**の**一種**です。

☆**リンパ節**とは?

　毛細リンパ管から始まり**静脈**に注ぐまで、**リンパ管**は何度も合流を繰り返すようですが、その合流する部分に**そら豆**のような形で、全身に約400〜700個はあると言われている、**リンパ節**（図3・図4を参照）と呼ばれるものがあります。

　リンパ節には**リンパ球**などの**免疫細胞**が集まり、全身を巡って細菌等の異物を確認、**血液循環系**への侵入を防ぐため、**免疫細胞**が異物を食べつくすので、**リンパ液**はきれいな**液体**で流れています。

☆**リンパの役割**とは?

　リンパの役割には下記に示す（**イ**）（**ロ**）があります。

（**イ**）体内の老廃物の回収と運搬を行う**排泄機能**により、老廃物を**排泄器官**まで運搬します。
　　＊排泄器官とは「腸」「腎臓」「皮膚」「肺」のことです。

（**ロ**）細菌や異物を体内に入らなくする**免疫機能**は、**細菌**や**ウイルス**の異物と闘い、攻撃して破壊し、食べつくして**リンパ液**をきれいな**液体**にしています。

〔D〕 リンパの流れと主要リンパ節

　リンパ液は呼吸や骨格筋（筋肉・随意筋）、リンパ管壁の収縮運動によって流れていますが、逆流を防ぐ弁がない毛細リンパ管は、流れが一定でないので、皮膚を優しくさする、「サスリ動」で流れを促し、自律神経、特に副交感神経と同調、内臓や排泄・免疫の各種機能を活発にして老化防止、健康維持の促進につながるよう、取組んでいます。

図(6) リンパの流れ

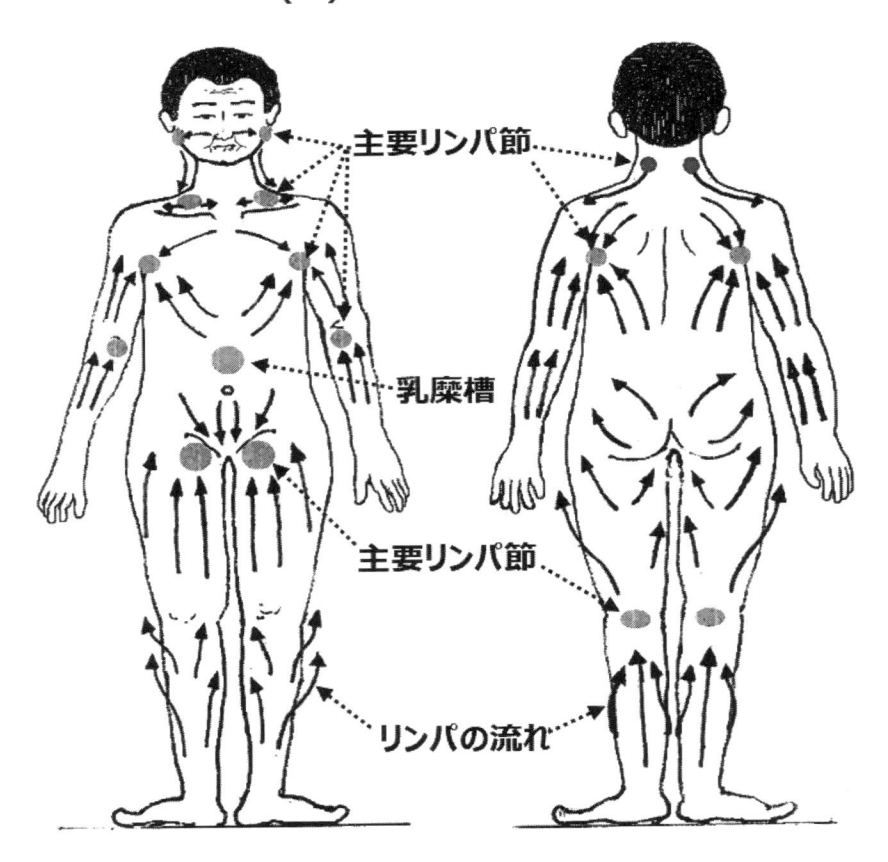

主要リンパ節

乳糜槽

主要リンパ節

リンパの流れ

そこで図(6)のリンパの流れを参考に、主要リンパ節へ向けて行う「**サスリ動**」を、今回「**ながらの道**」では、無理をせず自分でできる範囲で、朝晩の「**ながら道**」に組み入れ、毎日実行していきます。

＊毛細リンパ管を意識しリンパの流れに沿って、皮膚を軽くサスル動きを「**サスリ動**」と呼ぶことにしています！

〔E〕 腎臓のはたらき

　腎臓は背中側で腰より少し上、その左右に１個ずつある**そら豆**のような形の**臓器**で、24時間休まずに、全身の**血液**と、**体の下水管**と言われている**リンパ管**からの**リンパ液**を**ろ過**し、体に**有毒**な**老廃物**を排出しています。

　腎臓は体内環境を、最適に保つのに大切な役割を担っており、１日に**ろ過される量**は、２Lのペットボトル約72本分にもなるようで、そのうち**99％**は身体に再吸収され、残った１％が**老廃物**を含む**尿**として**尿管**を通じ、**膀胱**に送り出されているそうです。

　　…**腎臓は生命維持にとっての大事な「ろ過装置」です…**

〔F〕 丹田について

　丹田とは臓器の名前ではなくて、**体の部位**を指す名で、
上丹田（頭部）、**中丹田**（胸部）、**下丹田**（腹部）の三つがあります。

その中でもヘソ下2〜3センチの位置にある**下丹田**が、通常**丹田**と呼ばれているものです。

　人体のエネルギーが集中する場所で、上手に活用すれば健康を保ち、勇気を生じさせると言われてます。

　丹田は**腹式呼吸**を行うときにも、意識をする**部位**であって、**「ながらの道」**の解説の中でも、たくさんの場面で使うので、忘れないよう記憶しておいてください！

※この後〔O〕で説明する**筋膜**（内臓を含め全身を繋いでいる筋）の存在が、丹田の効果と関連しているのでは？　と素人の発想で感じているので、〔O〕の項で掘り下げてみます！

〔G〕**前立腺**とその**働き**について

　前立腺は**排尿**と**射精**をコントロールするため、男性だけにある臓器で、射精時は上の括約筋が閉じ、尿と混ざらない仕組みになっています。

　加齢による**前立腺**の肥大が**尿道**を**圧迫**し、尿の勢いを悪くしているようです。

　これが**前立腺肥大症**で、尿が**膀胱**に残り「夜中に行く回数が増えた」「オシッコの切れが悪い」等の障害が、65歳を過ぎたあたりで、急激に増えるようです。

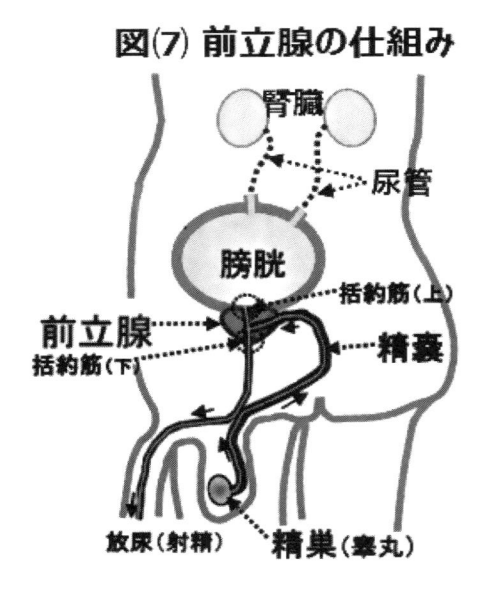

図(7) 前立腺の仕組み

腎臓

尿管

膀胱

前立腺

括約筋(下)

括約筋(上)

精嚢

放尿(射精)

精巣(睾丸)

〔H〕 自律神経と呼吸法：交感神経と副交感神経

　自律神経は内臓や血管などの働きをコントロールして、体内の環境を整える神経で、**交感神経**（緊張した神経）と**副交感神経**（リラックスした神経）で構成されています。
　自律神経のバランスが崩れると、**ストレス**が溜まって、倦怠感や不眠、動悸や頭痛、不整脈、食欲低下といった不調が生じるだけでなく、**免疫力**が**低下**、**ガン**を始めとする様々な**疾患**に、かかりやすくなるとも言われています。

　ストレスの解消には、免疫力を高めて病を遠ざける効果がある、**副交感神経**を優位にすると良いようですが、普段は無意識に働らいている**自律神経**を、意識してコントロールすることはできるのでしょうか？

　それを可能にするのが「**呼吸法**」で、普段は無意識に行なっている**呼吸**を**意識して行う**ことで、**自律神経**を構成している**交感神経**と**副交感神経**を、コントロールできます。
　その「**呼吸法**」には**胸式呼吸**と**腹式呼吸**がありますが、特に**腹式呼吸**は息を吐く時に**副交感神経**が強く働くので、吐く息に意識を置いた「**呼吸法**」を行なうことにより、**自律神経**の**コントロール**が**可能**になります。
　吐く息（弛緩）に意識を置く「**呼吸法**」は、**自律神経**にはもちろんのこと、**筋肉**（主に遅筋）や、**血液循環系**、**リンパ系**の働きにも**有効**な**効果**があります。

〔Ⅰ〕 股関節と肩甲骨：足腰力と起ちあがる力

　老化と共に衰えてくる**足腰力**（歩く力）や**起ちあがる力**を維持して、高齢になっても**元気に歩ける**には、筋肉の補強に加えて、**股関節**と**肩甲骨**の**柔軟性**と**体幹**（姿勢保持筋）を鍛えることが大切です。

　股関節には歩く時で、体重の３〜４倍の**負荷**がかかり、全身の**動きの要**になっていて、**肩甲骨**も歩く時の腕振りに重要です。

　特に**股関節**は**歩く力**に直結する関節で、上半身と下半身を繋ぐ、人の躰の中でも**最重要な関節**です。

股関節の構造

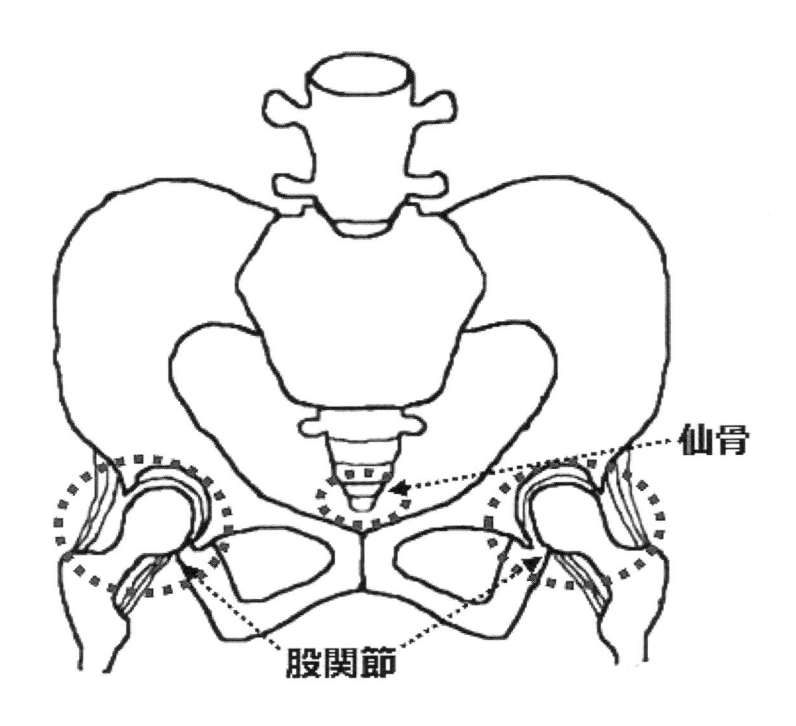

仙骨

股関節

〔J〕 肩と首まわりの筋肉について…(イ)〜(ハ)

(イ) 僧帽筋
そうぼうきん

　首の付け根から背中の中心まで、広くつながっている
筋肉で、肩こりに大きく関わってくるようです。

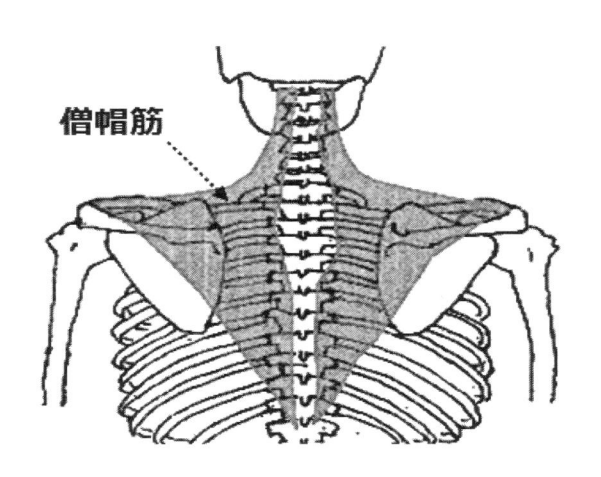

僧帽筋

(ロ) 肩甲挙筋
けんこうきょきん

　首（頸部）から**肩甲骨**にかけて、またがる形で存在してい
る筋肉で、主に**肩甲骨**と首を結ぶ役割を担っています。

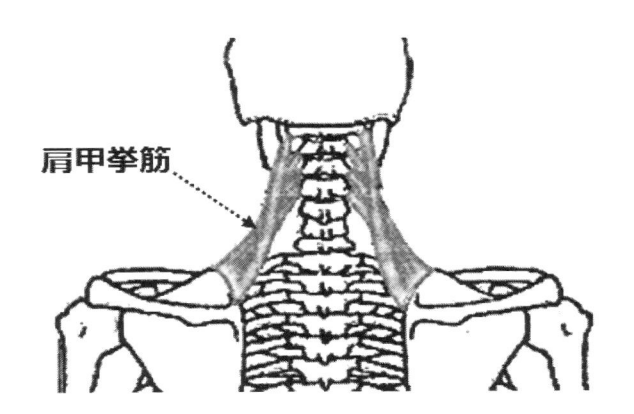

肩甲挙筋

（ハ）胸鎖乳突筋

首の側面にある筋肉で、鎖骨や胸骨に繋がっていて、首を曲げたり回すときに使われる筋肉です。

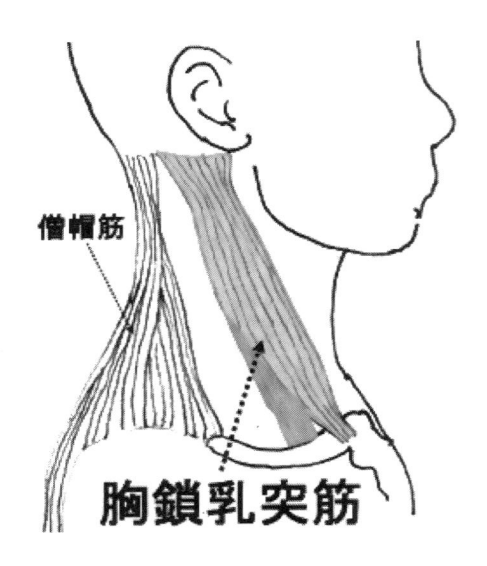

僧帽筋

胸鎖乳突筋

〔K〕 背骨（脊椎）の構造とはたらきについて

背骨（脊椎）は頭と骨盤の間にあり、上から**頸椎（7個）**、**胸椎（12個）**、**腰椎（5個）**を併せて計24個の**椎骨**が繋がって**背骨**を形成しています。

背骨の中には親指程の穴があり、脳からの**指令**を手足へ伝える**神経の道**として重要な役割を果たしています。

背骨内の神経が痛むと、手足のシビレ、痛みや麻痺が出るので、加齢による**椎間板**や**背骨**の変形がでないよう、常日頃から**姿勢を正し**、**柔軟性**を意識した**動き**が重要なので、忘れずに実行しましょう！

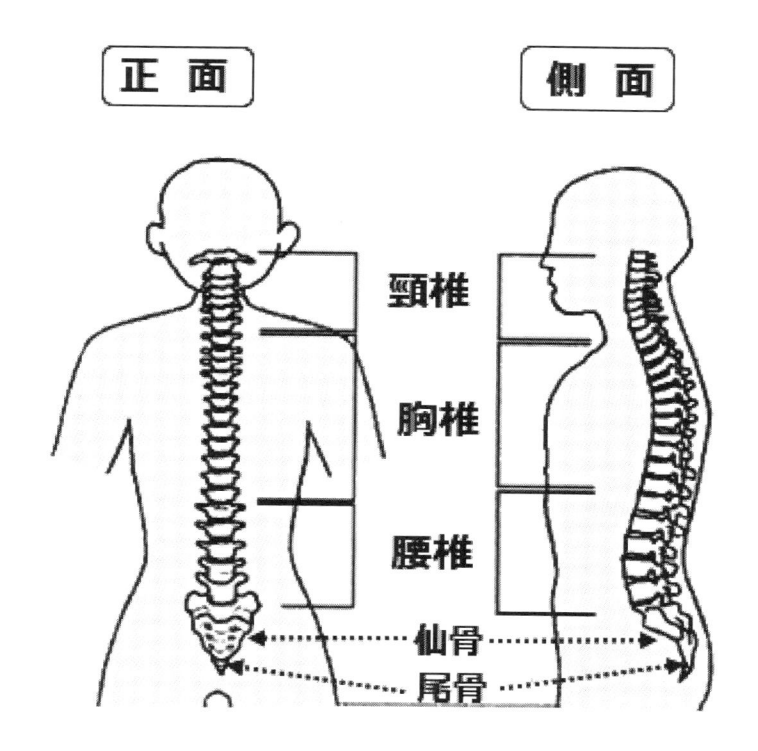

正 面　　　側 面

頸椎

胸椎

腰椎

仙骨

尾骨

〔L〕 骨盤底筋の衰えによって起きる過活動膀胱

　女性の場合は特に、出産などを機に**骨盤底筋**が衰え、**膀胱**が過剰に収縮することで、**過活動膀胱**になりやすいようです。

　女性の**尿道**は、男性（20cmほど）より短い（3〜4cm）ので、**過活動膀胱**になると、**腹圧性尿失禁**による尿漏れを起こしやすいという悩みがあるようですね！

　過活動膀胱は、次に紹介するトレーニングによっても改善できるようなので、チャレンジしてみてください！

※オシッコを途中で止める要領で、**肛門**を**約5秒間**程絞める動きを**10回**
　1セットとして、**毎日5セット**を目標に行うと効果が出てくるようです。

〔M〕人の健康を守る唾液の働き

　健康な人は、一日なんと**1〜1.5リットル**もの**唾液**が出ており、**健康維持**や**老化防止**にとり、思った以上に重要な役割を持つ成分のようです・・・（イ）〜（二）

（イ）病原体から**身体**を守る
　抗菌作用があるので、外部から侵入する**病原体**（虫歯菌や歯周病菌等）を撃退する。

（ロ）消化を助ける
　唾液に含まれる酵素が食物を分解し、胃腸の負担を助けます。

（ハ）活性酸素の分解除去
　結果として、ガンや老化の進行を予防します。

（二）粘膜の保護と修復
　熱い物、刺激の強い物から口内、喉、食道などの粘膜を守り、尚且つ修復もします。

　😊**唾液**が減少すると**味覚障害**や**（イ）〜（二）**で学んだ効果も薄れ**健康**や**老化**にも影響が出るようです！
　良質なサラサラ唾液をたくさん出すためには、**副交感神経**を優位にし、**リラックス**した状態になることが重要だと分かったので、**「ながらの道」**でも実行しています！

〔N〕関節について

　関節は、骨と骨のつなぎ目にあたる部分で歩く、しゃがむ、物をつかむ等、生活をする上で大切な役割を持った部分です。
　人の身体にはいくつもの関節があるので、老化により動きが鈍くならないよう、柔軟性を保つことを意識して、生活する必要があるようです。

　関節は可動域（運動範囲）により、以下の３種類に分類できます。

☆不動関節

　ほとんど動かず安定を優先した関節で、第一肋骨と胸骨の結合など。

☆半関節

　単独では稼働せず、他の関節と連動し、限られた範囲で稼働する関節で、恥骨結合など。

☆稼働関節

　単独でも稼働できて、運動を優先した関節で、足の指、足首、膝、股、腰、背骨、手の指、手首など。

　☺膝、腰、肩などの関節の不具合は、痛みなどを伴うので、気付きやすいが、物をつかむのに大切な指先の関節は、痛みを供な

わない状態で硬くなり、動きが鈍くなるので注意が必要です。

　物をつかみ損ねたり、別の場所に移す時にぶつけたりすることが、歳を重ねるごとに多くなったという経験があるのでは？

　特に、第一関節のコワバリが原因で起きることが多いと思われるので、日常の動作の中に、指先の曲げ伸ばしを取り入れることで維持改善ができると思い、朝と夜、寝床内で取組んでいる**「ながら道」**のなかにも取り入れています。

〔〇〕**筋膜**について

　筋膜とは筋肉やその他の組織を結合、安定化して包み込んだり分離したりする、**結合組織の膜**のことで、脂肪を含み体内器官を動きやすくすると共に、**血管**や**神経の通路**にもなっているようです。

　恥ずかしながら、**筋膜**についての知識は、今回初めて知りましたが、知れば知る程、生きていく上で重要な役割を持った膜なんだなぁ〜と実感しています！

※**筋膜**については研究中のことが多々あるようで、原因不明の、肩こり、　腰痛、頭痛、痛みなどの背景には、日常生活での姿勢の悪さが原因で起　きる、**筋膜を含む皮下組織**の不具合によると、考えられているようです。　**筋膜**のケアについては、按摩や鍼、指圧やマッサージ等が、不具合に　なった**筋膜**を、正常な状態にすると考えられているようですが、**「なが　ら道」**では主に**副交感神経**を優位にして姿勢を正し、**筋膜を伸ばす動き**　で取組んでいます！

　今回、**筋膜**の存在を始めて知り、頭をよぎったのが、学生時代に修行した空手道との関連でした。

　空手の修行では、**丹田**を意識、**吐く息を噛み締め**、瞬時に**全身を固める**動作が、鍛錬の中に多々あります。

　その**全身を固める**動きでは、**内臓も含め**全身を固めますが、今回**筋膜**の存在を知るまでは、内臓回りの筋肉で全身を固めるイメージでしたが、そうではなく内臓を含め、全身を巡っている**筋膜**を活用しているのでは？　と感じているところです。

　そう思う一つの例ですが、空手の鍛錬によって形成される体格は、筋肉隆々というよりも、どちらかというと引き締まった体型になります。

　ということは、**筋肉**（速筋）の鍛錬よりも**筋の回り**を包み、**間**を隔てるように入り込んでいる**筋膜**を、鍛錬している可能性が高いのでは？　と感じている次第です。

　さらに、**丹田**を意識することが多い空手の修行で感じるのは、身体の中心線上にある、上・中・下の**丹田**の周辺の**筋膜**が脳（上）、**心臓と肺**（中）、**内臓**（下）と**密接**に**一体化**しているのでは？　と**丹田**を意識した修業をした経験者として感じているところです。

　筋膜については、研究中のことが多いようなので、一般の人と空手家を、専門の先生に比較してもらえば、何かが発見できるのでは？

〔P〕 細胞について

　人の身体は約200種類、数にするとおよそ37兆個（60兆個の説もあるようです）の**細胞**が集まり構成されているようで、**生殖細胞**と**体細胞**があります。

☆**生殖細胞**

　精子や**卵**といった、次世代をつくりだす細胞です。

☆**体細胞**

　脳細胞、**筋肉細胞**などの個体を維持する役割が決まっている細胞のほかに、役割がまだ決まっていない、いろいろなタイプの細胞になる能力を持っている細胞があって、それが**幹細胞**と呼ばれている**重要な細胞**です。

＊**細胞**が常に正常に働き、活性を続けて**細胞分裂**の**能力**を発揮できれば、我々の身体は老化を跳ねのけ、若さを保ち続けることができるはずですね！

　☺**元気な100歳が見えてきたようですね！！**

2 体の知識のまとめと活用

　ここまで見てきた体の**部位**や**役割**が、「**ながらの道**」に取組むとき、関連が深い内容に絞り、おさらいしましょう！

☆**筋肉**（速筋と遅筋）について

- ●**速筋**（白筋）緊張→吸う息で刺激→筋肉を鍛える！
- ●**遅筋**（赤筋）弛緩→吐く息で刺激→毛細血管が増加して血流と酸素の供給量が増え健康体に！

☆**血管**のはたらきについて

　血液は、**生命力**や**老化抑制、感染防止**等の**生命維持**のため、重要な働きをしています。

　その**血液**を運ぶ**血管**（毛細血管）は、**筋肉**の項で学んだように、**遅筋への刺激で増やすことが可能**であることも知りました。

　また**血液**の循環では**冷えた血液**を心臓に戻さないように、手の平、足の裏にAVAと呼ばれる**血管**があり、**手足の先**が冷えると**血液の流れを止める働き**をしているようです！

＊このように「**ながらの道**」では**血液の流れ**やその**働き**の、入口の部分を覗く程度ではありますが、いろいろと参考にしながら**元気な百歳**を目指しています！

☆リンパの働きとサスリ動について

　リンパ系は手足の指先など、**体の末端**から始まり、体内の**老廃物**や**細菌**、**ウイルス**等を回収して、**排泄**や**免疫**の機能を果たし、きれいにした液を**静脈**を通じて**心臓**へ送り返しているようなので、**体の下水管**とも呼ばれていることを知りました。

　皮膚表面にある**毛細リンパ管**は、**逆流を防ぐ弁**がないようなので、**リンパの流れ**に沿った「**サスリ**」が、**リンパ系**の流れを助けるのに有効であることも学習しました。

☆自律神経と呼吸法

　呼吸法を使って、**自律神経**のなかの**副交感神経**を優位にした**動作**は、**遅筋**への働きかけが強く、結果として**毛細血管**が**増加**するので、**血流を元気**にし**老化防止**や**健康増進**に繋がります。

　呼吸法は大きく分けると**胸式**と**腹式**があり、特に**複式**で**吐く息**を優位にした**呼吸**は、**副交感神経**に強く働きかけるので、結果として**遅筋**や**血液循環系**、**リンパ系**に効果のある**働き**をします。

☆足腰力（歩く力）と起ちあがり力のキープ

　足腰力の維持には**肩甲骨**と**股関節**の柔軟性を保つことが重要なので、そのための**動き**を「**ながら道**」の中で意識して取り入れています。

　起ちあがり動作は**姿勢保持筋**（インナーマッスル）を**強化**する必要がありますが、その一つに**吐く息**による**副交感神経**を優位にした**動き**があり、毎日行なうことが重要です。

　「**ながらの道**」を進めるときに、**交感神経**と**副交感神経**を意識し

た**呼吸法**をマスターすることが必要なので、P45の**5**項「**ながらの道の呼吸法**」で習得してください！

☆**肩と首周辺の筋肉**について

　基礎編で学習したように**首**と**肩周辺**は、**複数の筋**で支えられており、体と頭を結ぶ**大切な部位**です。

　肩こりは**首**や**背中**の**筋肉**も関係するので、こまめに上半身の**筋肉**や**筋**の**血行**を元気にする手入れを行いましょう！

☆**背骨**（**脊椎**）**の構造とはたらき**について

　体を支えている**脊髄**は、脳から**手足**へ指令を伝えるのにも重要な役目をしていますが、**老化**による**背骨**、**腰痛**や**椎間板の変形**が、**坐骨神経痛**（お尻や足先にかけての痛みや、シビレ感覚の異常）等の**神経障害**を引き起こします。

　そこで**老化**による**背骨**や**椎間板**等の**変形**を**防ぐため**の意識を、常日頃から忘れず「**ながらの道**」に取組みましょう！

☆**前立腺と前立腺肥大症**への対応ついて

　男性が65歳を過ぎると、急激に増加すると言われているのが**前立腺肥大症**のようです。

　結果として悩まされるのが**頻尿**、個人で**前立腺肥大症**の治療は無理なので、この件については、**残尿感**の改善でチャレンジし、取組み中です。

　また、下腹部（主に丹田）に**前立腺**を意識した複数の軽い刺激を行なうことで、**血行**を良くし**前立腺肥大症の症状改善**に多少な

りとも繋がらないかな？　と、素人発想ではありますが挑戦中です！

❸ 「ながらの道」の目標を達成するポイントは？

　「ながらの道」の目標は、**元気な百歳**を目指すことなので、**できることをできる範囲で毎日続ける**ことが、今の元気を維持する上で**重要なポイント**になります。

　目標を**達成**できた達成感を想像し、「ながらの道」を歩き続けましょう！

❹ 「ながらの道」の約束：（イ）（ロ）（ハ）（ニ）（ホ）（ヘ）

（イ） 第一は、毎日の習慣（ケガ、病気の時以外）にして休まずに、できる範囲で続けましょう!

（ロ） 毎日続けるために、心地良い状態を楽しみながら続けることを第一にし、無理をせずに取組んでいきましょう!

（ハ） 心地良く終わるには、動きや動作を急がずに、しっかり間をとって、呼吸により生まれる緊張と弛緩を上手に活用し、全身の力を抜きながらユックリ行なうことですね!

（ニ） ながら動では、吐く息で副交感神経を優位にして行う動きが多いので、❺項の「ながら動の呼吸法」を参考に、しっかりマスターしましょう!

　副交感神経と**交感神経**を併せたのが**自律神経**ですが、簡単に説明すると、次ページにまとめたようになります。

☆**自立神経**

＊**交感神経**：息を吸うときに発生するエネルギーで、**速筋**を鍛えるとき等、体を活発に活動させる時に働く神経です。

＊**副交感神経**：ユックリと口から息を吐き、**遅筋**に働きかけることで、**毛細血管**を広げ**血流**を良くし、体をリラックスさせる神経です。

(ホ) ながら動を忘れず毎日続けるための取決め

　人の日常には、それぞれの**生活習慣**があるので、その習慣をチェックして**ながら道**を行うタイミングを、どのスキマで、どの**動き・動作**を取込むのが**ベスト**か、あらかじめ決めておくと便利です。

(ヘ)「ながらの道」の取組み方

　「ながらの道」は十数年の積み重ねの結果今があるので、全ての**ながら道**を対象にして、いきなり取組むのは大変です。

　続けるために、次に記した**3段階（❶〜❸）**に分けて、徐々に取組む対象を増やしてください。

❶毎日続ける自信がありそうな**動き**に絞りこみ、回数も控えめに！　……あくまでも**毎日続けることを優先**。

❷❶で選んだ**動き**を半年間続けたら、次は1年目に向けて**「ながら動」**の**種類**と**回数**を徐々に増やしましょう！

❸1年を過ぎ、続けることに自信が出てきたら、自分流に工夫したり、自分で考案した動き等も取りいれ、楽しみながら続けてください。

☺なお、「**ながらの道**」に興味を持った方は、おそらくご自分なりの健康対策をされている方も多いと思いますので、それも「**ながらの道**」と組合わせながら楽しんでもらえば、嬉しいですね！

☺元気な百歳を目指し、「**ながらの道**」に取組むうえで大切なことは、今日実行できたことを明日、明後日と「**続ける気持ち**」を忘れないことです！

5 「ながらの道」の呼吸法：(イ)(ロ)(ハ)(ニ)

基本は唇を軽く閉じ、**舌を上あご**に軽くつけた状態で、**鼻**から**吸い込み**、**口**から**吐出**します。

(イ) 息を整える呼吸法
舌を上あごにつけた状態で、**胸式呼吸**で行ないます。
＊まず、呼吸法の練習をしましょう！
　イチ（鼻から**吸う**）　**ニ〜**（口から吸う時間の倍かけて**吐く**）
　サン（**イチ**に同じ）　**シ〜**（**ニ〜**に同じ）　**ゴ〜**（イチに同じ）
　ロク（**ニ〜**に同じ）　**シチ**（イチに同じ）　**ハチ**（ニ〜に同じ）
＊鼻から吸う息で**上あご**につけた舌が、喉への流れを自然に制御しているのを実感しながらマスターしてください！
＊次に**1分間**で息を整える呼吸が何回か（個人差があるため）をチェックしておいてください。
　「**ながら道**」に取組むなかで、1分の休み（血液が全身を一周する時間）をとる場面が多いためです！

(ロ) 強弱（**速筋と遅筋**）を使い分ける時の**呼吸法**

☆**速筋**（交感神経：筋肉強化）を**刺激**するときの**呼吸法**

- **イチ ニ〜**（鼻から勢いよく吸って目的の**部位を動かす**）
- **サン シ〜**（力を抜き**吐き出す**）
- **ゴ〜 ロク**（**イチ ニ〜**と同じ）
- **シチ ハチ**（**サン シ〜**と同じ）

☆**遅筋**（副交感神経）を**刺激**するときの**呼吸法**

　上あごに舌をつけ　**イチ ニ〜**　と鼻から吸った息を止め、サン シ〜 ゴ〜 ロク シチ ハチ〜　と目的の部位を意識しながら、ユックリと吐き出します。

＊全身の力を抜き、吐く息で発生する**副交感神経を優位**にし、**自重**（自分の重み）を活用する**動作**、特に**血管**や**リンパ**に**自重**（自分の重み）を活用する場面で多用します！

(ハ) 腹式呼吸の基本

　背筋を伸ばし、**鼻**から**イチ ニ〜**で大きく息を吸いながら、**下腹部**（丹田）を膨らませ、口（クチ）から、**サン シ〜 ゴ〜 ロク シチ ハチ**　と肺にためた空気を、ユックリと（吸込み時間の２〜３倍）**下腹部**をへこませながら、吐ききります！

　イチ ニ〜（**鼻**から腹いっぱい吸う）　**サン シ〜 ゴ〜 ロク シチ ハチ〜**（**イチ ニ〜**の２〜３倍かけて吐ききる）

＊**腹式呼吸**は精神安定、血圧上昇の抑制や脳の活性化等にも効果があるようなので、少なくとも１日に５回程度から始め、慣れるに従い増やして

いきましょう。

(二) 息を噛み締め毛細血管を若返らせる呼吸法　　　（必須1）

　大きく吸った息を、瞬時に**カミ締める**と同時に体を固め、**毛細血管の血流**を押さえた後、全身の力を抜いて、**血流を**元気にする目的の**呼吸法**です。

　イチ　ニ〜で息を深く吸い、**サン**で**息をカミ締め、シ〜　ゴ〜ロク　シチ　ハチ**と**カミ締め**続けながら、**ユックリ**と**カミ締め**た息を頭上に吐き出すイメージで、固めた全身の力を抜いていきます。

　この**動作**の繰り返しで**血流**を元気にし、**毛細血管**を増やして**若返らせる**のが目的の**呼吸法**です。

＊あまり馴染みのない**呼吸法**なので、実践編でしっかり練習するようにしましょう！

　血管全体の95〜99％を占めている、**毛細血管**が衰えると**老化**を加速させ、脳や**内臓**に**酸素**や**栄養素**が充分に行き渡らず、心筋梗塞や脳梗塞、糖尿病や認知症等の怖い病気を招く恐れがあるようです。

　ただし**毛細血管**は、何歳になっても**増やすことは可能**なようなので、この**呼吸法**を是非マスターしましょう！

ひとりごと

　この**呼吸法**では細くチョロチョロとしか流れていない**小川**を**イメージ**して進めています！

　流れが弱ければ、ゴミや不純物が溜りやすくなるので、上流に堰を設け、水が溜まったところで、一気に流すことを繰り返せば、溜まったゴミを一掃でき、きれいな流れの小川によみがえるはずですね！

　…水を血液、小川を血管に置き換えイメージしてください…

　目先を変え、話題を空手道にある**立ち方**の「**サンチン立ち**」（三戦立ち）に移します。

　この**立ち方**は、両足で地面を掴み下半身を足場にしっかり固定し、上半身も**丹田**を意識して全身を固め、**上下、前後左右**に**安定**した体勢を**瞬時**につくるのが特徴です！

　「**サンチン立ち**」で使う**呼吸法**は、「**毛細血管を若返らせる呼吸法**」と相通ずるところがあるので、経験者であれば、この**呼吸法**を意識して取組めば、**老化防止**への効果も多いに期待できるでしょう！

　空手の型は、必ず「**受け手**」から始まり、「**空手に先手**」なしなので、**先制攻撃**をしっかりと**受け止め**、その**倍の反撃**ができるよう、「**上下、前後左右に安定した体勢**」を**瞬時**につくれる繰り返しの訓練が重要で、毎日行う「**ながらの道**」に通じますね！

　話をさらに飛ばすと、我が国の国防も当方からは手を出せないので「**国防に先手なし**」ですが、いざというときしっかりと守り、瞬時に倍返しができる防衛力を整えておくことも必要がありそうですね？？

6 ながら道の基本ポーズ：①②

　ながら道に入る前、途中の息つぎ等でとる**基本ポーズ**を設定します。
　特に②の**ながら起ち**の**基本ポーズ**は、体幹強化に直結するので、日常を通じて意識、取組みましょう！

[A]（イ）寝ながらと（ロ）居ながらの基本ポーズ

（イ）寝ながらの基本ポーズ

　肘を軽く広げて手の平を下にし、全身の力を抜き、足の幅は自然体で…。

　😊**寝ながら**の「**ながら道**」を始める時の**ポーズ**なので、途中では、その時の動きに合わせ、足の幅、組み方は自由に！

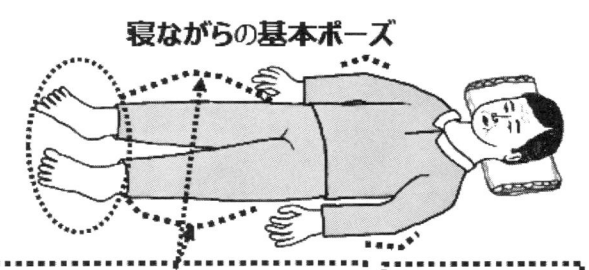

寝ながらの**基本ポーズ**

足の裏面にストレスを感じた時は、膝をくの字に開くとリラックスできます

クッションがあれば、腰の部分に当てると更にリラックスできます

（ロ）居ながらの基本ポーズ

　背筋を伸ばし、足を軽く開いて投げ出し、手の平を親指と残りの指の根元で支えます…。

＊手の平が浮いた分、腰への負担が軽減されますが、更に壁があれば寄り
　かかり、リラックスして取組みましょう！

[B]　ながら起ちの基本ポーズ

（イ） 足幅は肩幅より少し広く、背筋を伸ばし、膝を内側に締めな
　　　がら起ちます。

（ロ） その状態で両ひざを軽く曲げて…。

（ハ） 両足を平行にして起ち、重心を足の内側、特に親指の根元を
　　　意識して起ちます。

ながら起ちの**基本ポーズ**

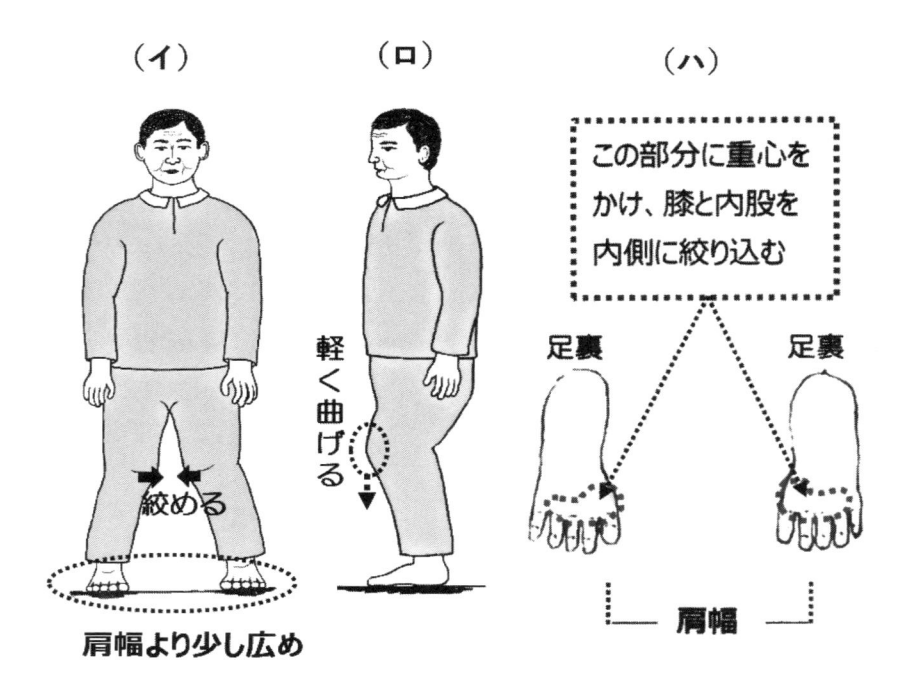

☆「**ながら起ち**」の**基本ポーズ**を意識する場面の例

　生活習慣は、人により違うと思うので、ここでは筆者の動きに併せたいくつかのケースを披露します。

　皆さんも自分に合う場面をチェックしてみてください！

(a) 洗面台の前に立ち、洗顔などで中腰になるとき。

(b) 浴室の掃除や台所に立ったとき、掃除器を使うとき等に中腰の状態が続く場合は、膝を軽く曲げた状態で、内股を意識して作業すれば、腰への負担が軽くなります。

(c) 両手に物を持って歩く時も、内股に意識をおきながら歩けば、無意識のうちに体幹が鍛えられます。

(d) 男性の場合小便に立ったとき。

7 起ちあがる力・足腰力（歩く力）、姿勢の維持改善のため、スキマ時間で取組むながら起ちの基本動：〔1〕〜〔5〕

😊筆者には**ウォーキング**、**ジョギング**等の習慣がないので、**足腰力**を**維持補強**するために、室内で始めたのが**基本動**〔1〕〜〔5〕です。

☆**基本動〔1〕**…膝まわりの強化に重要でシンプルな基本動。

ながら起ちの基本ポーズで、両手を**前後**に軽く振る**リズム**に合わせて**ヒザ**の**曲げ伸ばし**を、始めは軽く、徐々に大きくしていきます。

**ながら起ちの
基本ポーズ**

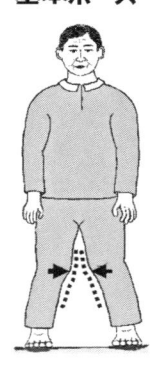

①**イ〜チ** （両手を**前**に、同時にヒザの曲げ伸ばし）
②**ニ〜イ** （両手が**後**ろ、同時にヒザの曲げ伸ばし）
③**サ〜ン** （両手を**前**に、同時にヒザの曲げ伸ばし）
④**シ〜イ** （両手が**後**ろ、同時にヒザの曲げ伸ばし）
⑤**ゴ〜オ** （両手を**前**に、同時にヒザの曲げ伸ばし）
⑥**ロ〜ク** （両手が**後**ろ、同時にヒザの曲げ伸ばし）
⑦**シ〜チ** （両手を**前**に、同時にヒザの曲げ伸ばし）
⑧**ハ〜チ** （両手が**後**ろ、同時にヒザの曲げ伸ばし）

＊**イチ〜ハチ**を**1セット**とし、**10セット**を**目標**に徐々に増やしていきます！　慣れてきたら、ヒザの曲げ伸ばしを**前半**は**軽く**、**後半**に行くほど**深く**、**強く**行いましょう！

最初は軽い腕の振りに合わせてヒザを上下に軽く動かします！

徐々に手の振りとヒザの曲げ伸ばしを大きくし、足首、ヒザ、フトモモと、体幹の強化を目指します！

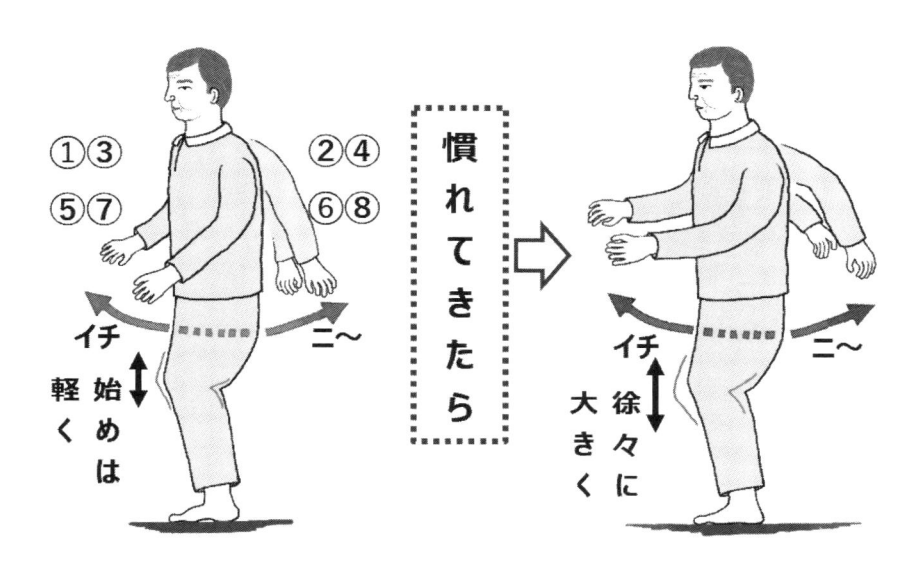

①③⑤⑦ ②④⑥⑧

慣れてきたら

イチ 始めは 軽く ニ〜

イチ 徐々に 大きく ニ〜

☆**基本動〔2〕**…膝と太もも、足腰力と踏ん張る力をつける動き

　ギックリ腰の後遺症もあり、苦手な歩きを少しでもカバーできたらと思い、始めた**基本動**で、日中の**スキマ時間**を活用し、チャレンジしています！

①**イチ**（**基本ポーズで起ち、右足**を一歩踏み出します）
②**ニ〜**（**左足**を浮かすと同時に、**右ひざ**を軽く曲げ重心をかける）
③**サン**（浮かした**左足**を元に戻すと同時に**右足**を浮かします）
④**シ〜**（浮かした**右足**を元に戻し、**基本ポーズ**に戻ります）

＊①イチから④シ～の動きを、**基本ポーズの姿勢**を意識しながら繰り返し
　ましょう！

慣れてきたら、最初の**踏み出し幅**を徐々に**広く**し、足に掛かる**重心を強く**
　していき、**回数はスキマ時間**に合わせて決めましょう！

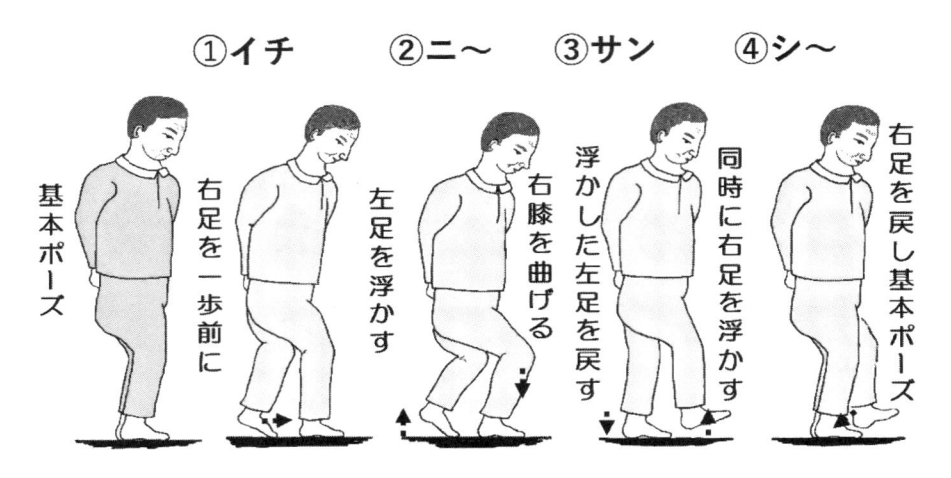

①イチ　　②ニ～　　③サン　　④シ～

基本ポーズ

右足を一歩前に

左足を浮かす

右膝を曲げる

浮かした左足を戻す

同時に右足を浮かす

右足を戻し基本ポーズ

☆**基本動〔3〕**…**体幹を鍛え、力強い足腰力をつける動き**

　スピードスケートの選手が、直線を滑る時の**ポーズ**を思い浮か
べてください！

　足を曲げ、前傾姿勢で**両足の内側**
に**重心をかけ**スピードを上げていま
す。

＊この動きをイメージしながら、**室内で**
　移動するときなどに行いましょう！

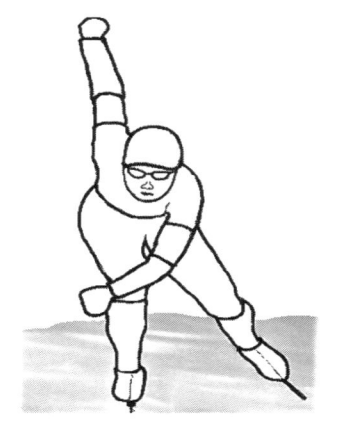

①**スタート**：腰の後ろで腕を組み、ヒザを軽く曲げ内側に締めて
　　　　　　　起つ。

⇩

②**イチニ～**：**イチ**で踏み出した**左足**に**ニ～**で**重心をかけ、左斜め
　　　　　　　後ろ**に蹴り出して、その**動作**に合わせて右足を浮かす。

⇩

③**サンシ～**：**サン**で浮かした**右足**を踏み出し、**シ～**で重心をかけ
　　　　　　　て**右斜め後ろ**に蹴り出し、その**動作**に合わせ**左足**を
　　　　　　　軽く浮かす。

＊同じリズムで**ゴ～ロク**（左足）、**シチハチ**（右足）とスピードスケート
　（前頁）の動きを思い浮かべながら、繰り返し行います。
＊踏み出し幅は移動距離・場所に合わせ、状況によっては重心の移動（左
　右に）を、その場で行う方法でも良いのでは！

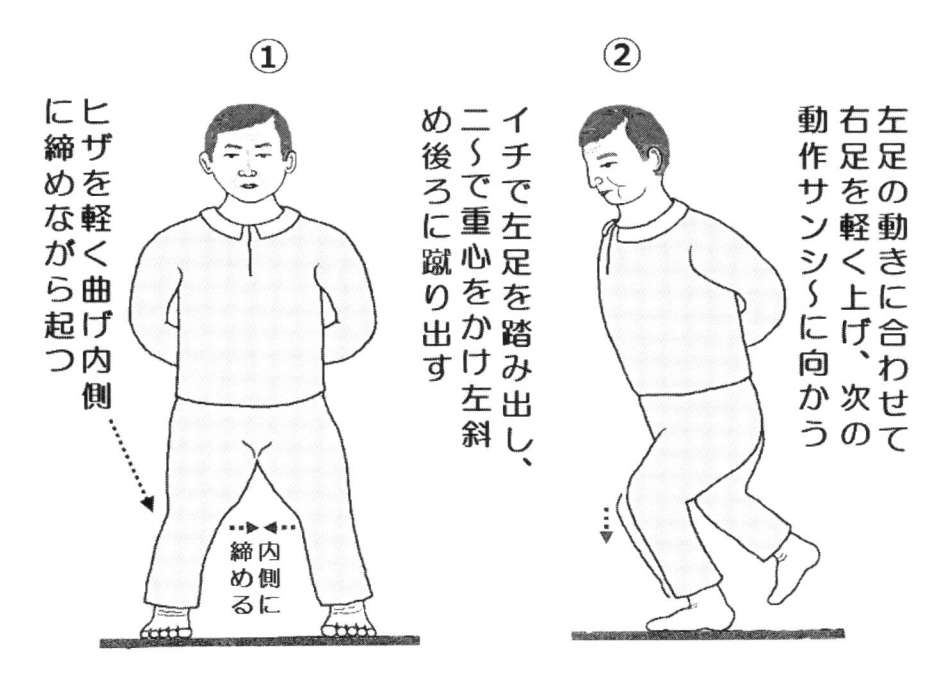

①

②

ヒザを軽く曲げ内側
に締めながら起つ

内側に締める

イチで左足を踏み出し、
ニ～で重心をかけ左斜
め後ろに蹴り出す

左足の動きに合わせて
右足を軽く上げ、次の
動作サンシ～に向かう

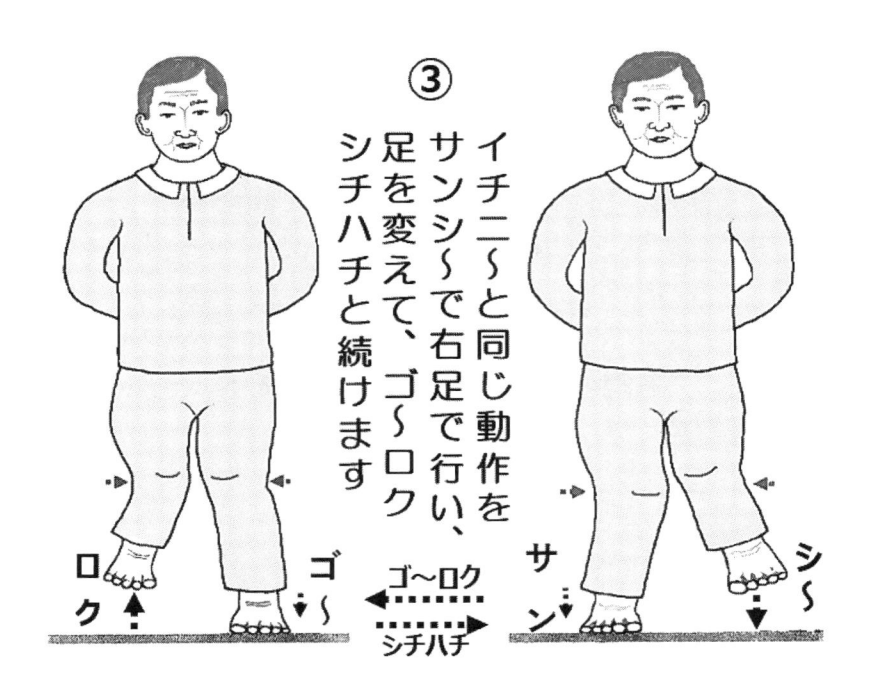

③
イチニ〜と同じ動作を
サンシ〜で右足で行い、
足を変えて、ゴ〜ロク
シチハチと続けます

ロク ゴ〜 ゴ〜ロク サン シ〜
ク シチハチ

☆**基本動〔4〕**…つまずきを予防するための動き

　老齢化に伴い、チョットしたことで**ツマズキ**やすくなる原因は、**太もも筋肉の衰え**からくるとを知り、その予防のために始めました。

　基本動〔4〕は、肩幅で軽く立ち、**膝を交互**に胸に向けて**リズミカル**に**引き上げる動き**です。

①**イチニ〜**：**イチ**で**右足**に重心を置き**ニ〜**で**左ヒザ**を強く引上げる。
②**サンシ〜**：**サン**で**左足**に重心を置き**シ〜**で**右ヒザ**を強く引上げる。

　続けて**ゴ〜ロク**で**右足**に重心を置き**左ヒザ**を強く引上げ、**シチハチ**で**左足**に重心を置き替え、**右ヒザ**を強く**引き上げる動作**を**リズミカル**に行います。

＊**イチニ〜**…**シチハチ**を１セットとし、10回を目指します。

＊慣れるまでは壁とか椅子の背等に手を添えても良いので、状況に応じ強弱をつけリズミカルに行いましょう！

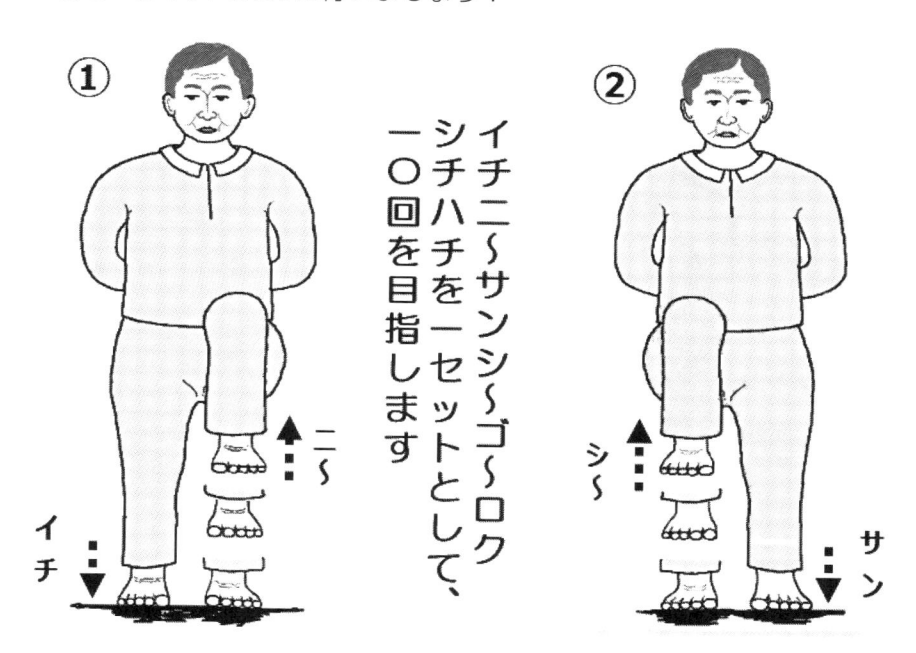

① ②

イチニ〜サンシ〜ゴ〜ロク
シチハチを一セットとして、
一〇回を目指します

ニ〜
イチ
シ〜
サン

＊**基本動〔4〕**はシンプルな動きなので用事を終え席につく前とか、用事中におきる時間待ち（例：湯が沸くのを待つ時間）やTVのコマーシャル等のスキマ時間で行うのに便利です。

☆**基本動〔5〕**…足首と背骨の柔軟性改善が目的

　背骨の柔軟性を保ち、**起ちあがり力**維持を目指す**動き**ですが、**背骨**は脳からの指令を手足へ伝える役割を持つ**神経の道**なので、老化による**背骨の変形予防**は大変重要です！

＊取組みの手順は①②③の順に進めましょう！
①息を吐きながら**全身の力を抜き**座り込みます

②その状態で**背筋**を伸ばした後、まるめながら、**イチ、ニ〜、サ
　ン、シ〜、ゴ〜、ロク、シチ、ハチ**と力を抜いて、お尻の上げ
　下げを**呼吸法**による**自重**を**利用**して行い、**背骨への刺激**を繰返
　した後③へ進みます！

③**イチニ〜**で**膝と太モモの内側**を意識して起ちあがります。慣れ
　てきたら８回を目標に数回くりかえしましょう！

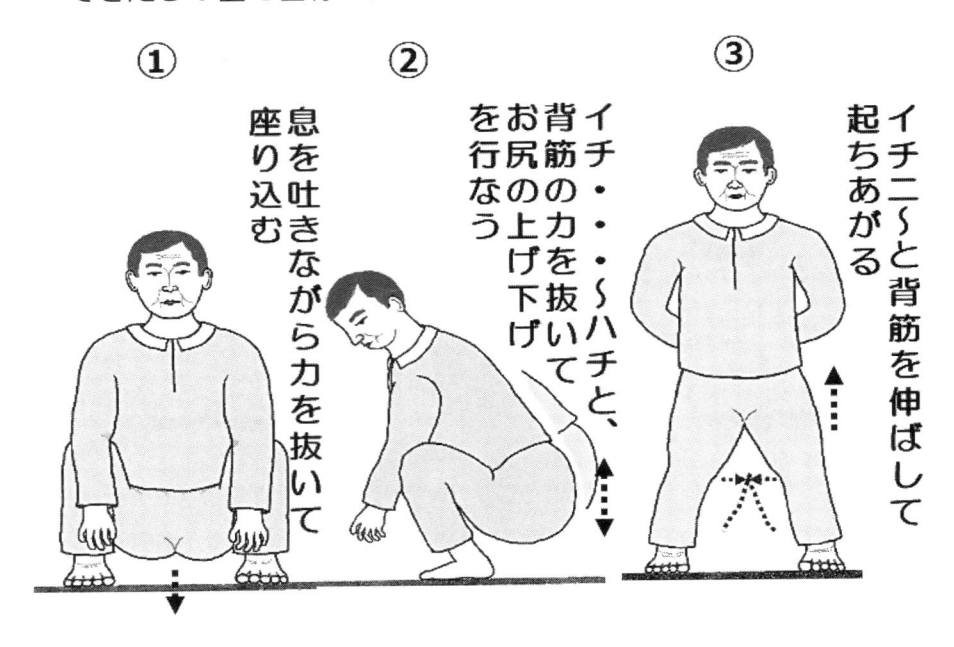

①

②

③

息を吐きながら力を抜いて
座り込む

イチ・ニ・〜ハチと、
背筋の力を抜いて
お尻の上げ下げ
を行なう

イチニ〜と背筋を伸ばして
起ちあがる

＊①〜③をワンセットで３回の繰り返しを目指しましょう！

＊**座り込み、起ちあがり**の動きは簡単にできないので、慣れるまでは、椅
　子の背や机の端等を支えにしましょう！　慣れてきた状態に合せ、少し
　ずつヒザを伸ばして、お尻の上げ下げを行なえば、下半身の強化が促進
　されます！

　無駄な脂肪や筋肉がついていない、子供達の**キビキビした動き**のなかに、元気に体を動かす**基本要因**があるのでは？　と見ていると、高齢者でもできそうな**動き**が、**ヒザ**と**背中**を曲げピタッと**座り込む動作**、それが「**こども座り**」でした！

　支えがあれば**高齢者**でもチャレンジできそうなので、２～３分の動きを１日２回程度ですが、半月程続けていたところ、**足首が柔軟**になり、支えなしで**座り込む動作**や、**背骨の柔軟性**を狙ったお尻の上げ下げも、スムーズにできるようになりましたね！

　基本動〔5〕への取組みは、まずは支えなしでも座り込む動作、つまり「**こども座り**」ができるようになることから、始めましょう！　皆さんも、子供の動きのなかに、**真似できそうな動作**を見つけて、**スキマ時間**にチャレンジしてみてはいかがでしょうか？

〔二〕
ながら編

「元気な百歳」を目指し、「リンパの流れ」や「血流」の活性化、「足腰力」と「起ちあがる力」の衰えによって進む老化現象への対策など、筆者が日常のスキマ時間取組んでいる「ながら道」を、この「ながら編」で紹介していきます!

まず、朝の寝床で取組む「ながら道」からスタートし、次に日常生活のスキマ時間で行なっている「ながら道」を紹介して、就寝前の寝床内で行なう「ながら道」までを説明します。

〔ながら道〕に取組むにあたっては、下記を参考に取組みましょう!

＊必須１：毎日取組みたい〔ながら道〕の基本。

＊必須２：毎日取組む習慣がついたら、体調に合わせ選択、回数など徐々に増やす動き。

＊必須３：毎日の取組みに余裕が出たら、徐々に追加したい動き。

ここからは、筆者が過ごしている平均的な日常生活のなかで、実際取組んでいる「ながら道」を下記の順序で紹介していこうと思います！

　😊「ながら道」には呼吸で副交感神経を優位にして行なう「**ながら動**」、身体の退化予防が目的の「**ならし動**」、**リンパの流れ**と**血流を助ける**「**サスリ動**」、及び**足腰の衰え防止**が目的の**ながら起ちの基本動〔1〕～〔5〕**を含みます。

1〕朝、目覚めて寝床のなかで取組む「**ながら道**」
2〕寝床から起き上がったときに行う「**ながら道**」
3〕朝晩の体重測定時に行う「**ながら道**」
4〕普段着に着がえる前に行なう「**簡易ラジオ体操**」
5〕食事後のくつろぎタイム（TV、読書等）に行なう「**ながら道**」
6〕毎日2回のドリップ珈琲をたてるときに行う「**ながら道**」
7〕入浴時に浴槽の中で温まりながら行なう「**ながら道**」
8〕夜、就寝時に寝床の中で行なう「**ながら道**」
9〕就寝時、目覚めて寝床を離れ（尿意をもよおしたとき等）、用を済まし寝床に戻るまでに行なう「**ながら道**」

「**ながら道**」に取組むにあたっては以下を参考に進めましょう。
＊**必須1**：毎日取組むことが望ましい「ながら道」の基本。
＊**必須2**：毎日取組む習慣がついたら、それぞれの体調に合わせ選択し、回数など徐々に増やす。
＊**必須3**：毎日の取組みに余裕が出たら徐々に追加する。

❶ 朝、目覚めて寝床のなかで取組む「ながら道」：

〔A〕〔B〕〔C〕〔D〕〔E〕〔F〕〔G〕〔H〕〔I〕〔J〕〔K〕〔L〕〔M〕〔N〕

😊目覚めてスグは、身体も脳も半分眠った状態なので、まず心臓から遠い手足の指先を軽く刺激することで、**血流及びリンパの流れ**を元気にして**身体**と**脳**を目覚めさせた後に、**足腰力**と**起ち上がる力**、**体幹強化**等を目的とした軽い動きに取組んでいきます！

＊寝床での「**ながら道**」を始める前に**バスタオル**と**タオル**を枕元に用意しておけば汗拭きだけでなく、枕のかわりにできて便利です。

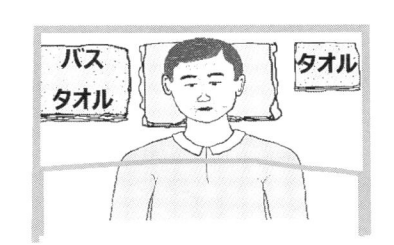

〔**A**〕寝ながらの**基本ポーズ**で**(イ)背筋伸ばし**を行い、**(ロ)**足首を**ホグ**した後、両足の指先を**(ハ)スリ合わせる刺激**で**血行**と**リンパの流れ**を促す「**ならし動**」。 （必須1）

(イ)筋膜の存在を知ってから始めた動きで、**基本ポーズ**の姿勢で大きく息を**イチニ〜**と吸い、**サン**で息を噛み絞

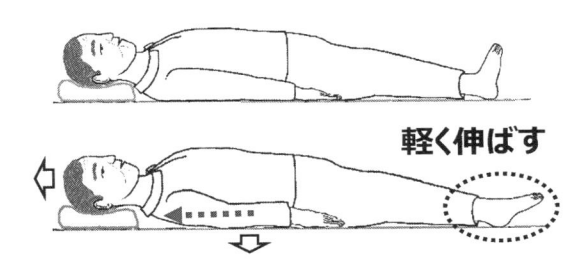

軽く伸ばす

めると同時に**肘**で支え、**背筋をシ〜、ゴ〜、ロク、シチ、ハチ**と伸ばします（2〜3回）…**夜は特に入念に！**

（ロ）寝ながらの**基本ポーズ**の状態で、足首の**曲げ伸ばし、足首回し**を行い、次の（ハ）で**指先のスリ合わせ**が終わった後で、強く**広げた指先**を、勢いよく**握り締める動き**（8回）で、**リンパ**を送り出し、**血流**を送り返します！

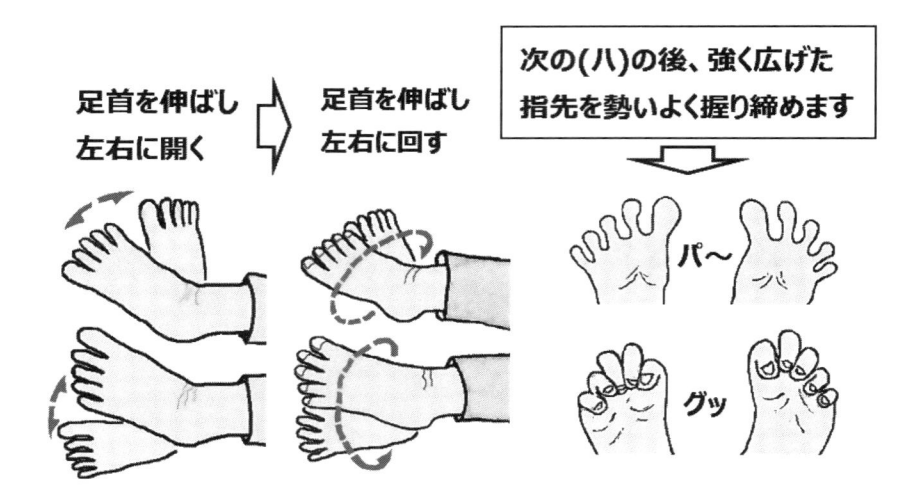

次の(ハ)の後、強く広げた
指先を勢いよく握り締めます

足首を伸ばし
左右に開く

足首を伸ばし
左右に回す

パ〜

グッ

ひとりごと

この**足首をホグス「ならし動」**は、こわばった足首を、思った以上気持ち良くします。**コワバリ**の原因は、就寝中に足を動かさない状態が続くと、足首の**血行**が悪くなることで起きると考えられます。この現象は手首、肩、ヒジ、股関節、ヒザでも起きて、悪化すると**「関節リウマチ」**に進むこともあるようなので、コワバリを感じたときは、その都度意識、**「ならし動」**をして**老化防止**に努めましょう！
筆者の経験では、就寝中目覚め、寝つきが悪いときに、この足首をホグス**「ならし動」**を行い、呼吸を整えていると、いつのまにか寝ついていることがしばしばあります。

(ハ) **寝ながら**の**基本ポーズ**で**両足首を交差**させ、指先の力を抜き、**イ〜チ、ニ〜イ…ハ〜チ**で**パラパラ**とスリ合わせて、**血流とリンパの流れ**を元気にし、**血行**と**身体**の**目覚め**を促す目的の「**ならし動**」。

・**左指を下から上にパラパラパラ**　　・**左指を上から下にパラパラ**

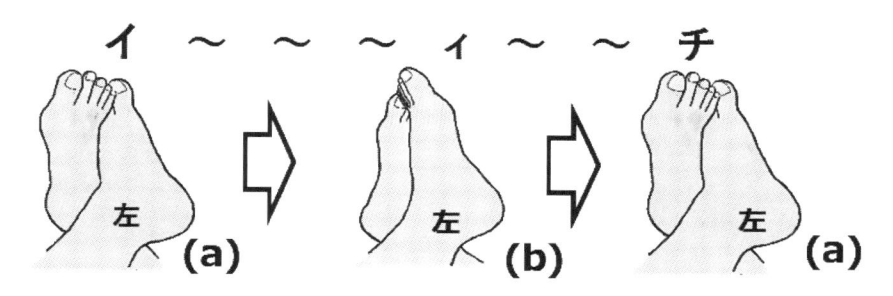

上図を参考にしながら下記の要領で行いましょう！

右足の小指と左足の親指を合わせた状態の図(a)から、チカラを抜きパラパラパラと指をスリ合わせながら左足先を上げて、図(b)の状態になる。	左足の小指と右足の親指を合せた状態の図(b)で、チカラを抜きパラパラと軽くスリ合わせながら左足を下げて、図(a)のポーズに戻る。

＊足を組み上下**8回**を**1セット**として、**左足**を上に組んだ状態で**2セット**、右足に組み替え同じく**2セット**行います！

＊指先は**毛細リンパ管**の始まる場所でもあるので、**パラパラ**とスリ合わせる強さは、サスル程度に優しく行ないましょう！
毛細リンパ管は大きな**異物**を**回収**するため、毛細血管に比べると、内皮細胞間のスキマが大きいようなので、強くサスルのは避けた方が良いようです！

〔**B**〕 同じ**基本ポーズ**で両手指先の**関節を（イ）ホグシ**た後、**指先の（ロ）スリ合わせ**と**（ハ）クネクネ**で**血行とリンパの流れ**を促す「**ならし動**」と、**（ニ）指先から肘**までの血行とリンパの流れを促す「**サスリ動**」。

（必須1）

（イ） 指を**ホグス**ために**グッ〜パ〜、グッ〜パ〜、グッパッパ〜**のリズムで行なう「**ならし動**」。

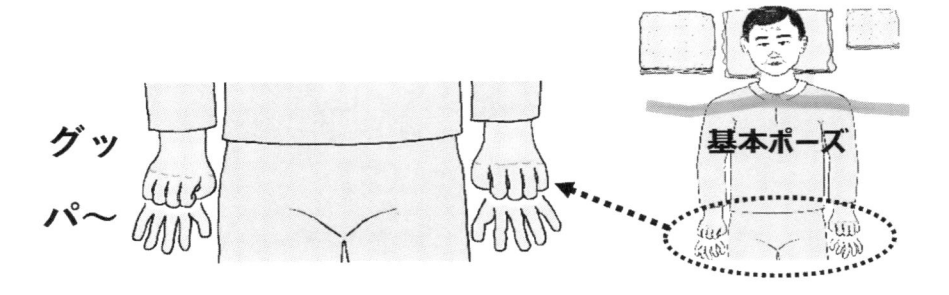

　指の**握り方**は下記 （a）（b）の二通り（**奇数回と偶数回**）の方法で、**計8回**行ないます。

　奇数回 （a） では**小指**から握り始め、最後に**親指**で包み込みますが、握り初めは**第一関節**を意識して始めましょう！

　偶数回 （b） では、まず**親指**を折り曲げ、**グ〜**で人差指から順に**包み込む**ように握り、**パ〜**で**第一関節**を弾くように、いっきに開くましょう！

（a）小指の**第一関節**から握り始め、最後に**親指**で押さえる

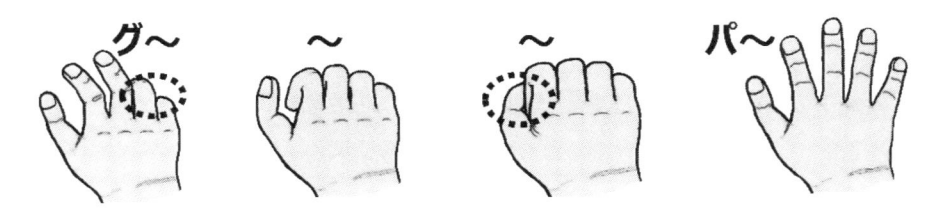

(b) 折曲げた**親指**を**人差指**、**中指**、**薬指**、**小指**の順に軽く包み込み、**第一関節**を弾く感覚で**パ〜**と開く！

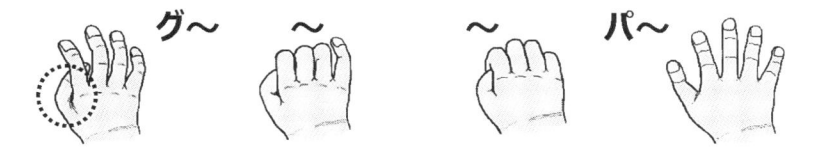

グ〜   〜   〜   パ〜

(ロ) 次は下図のように両手の指先を組合わせた状態で、**軽くサスル程度の差し込み**を行ないます。

まず**左親指**を手前に、5本の指先を組み合わせた状態で、下図のように**イチ**で指先を組合わせ、**ニ〜**で力を抜いて**差し込み**ます。続けて**サン、シ〜・ゴウ、ロク・シチ、ハチ**と**サスル**程度の軽い**差し込み**を2回続けた後で、手の組み方を変え、同じ要領で2回行います！
イチで両手の指先を軽く**キュッ**と挟み、その状態で**ニ〜**と指の根元までソフトに差し込みます。

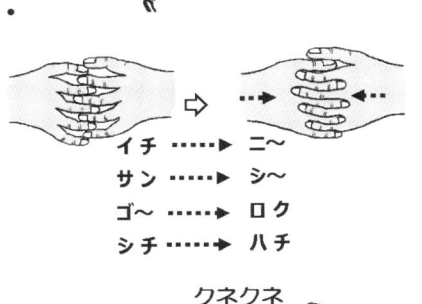

イチ ……▶ ニ〜
サン ……▶ シ〜
ゴ〜 ……▶ ロク
シチ ……▶ ハチ

クネクネ

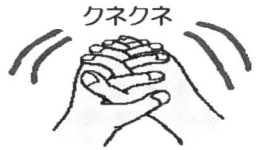

(ハ) 続けて**両手の指**を深く組んで、軽く**クネクネ**とする**動き**で手首と指を**ホグシ**ます！

(ニ) 次は**指先から肘まで**の**サスリ動**を、手の**甲側**と手の**平側**をそれぞれに、左を5回、右を5回ずつの計10回、**甲側**と**平側**を合わせて20回行います！

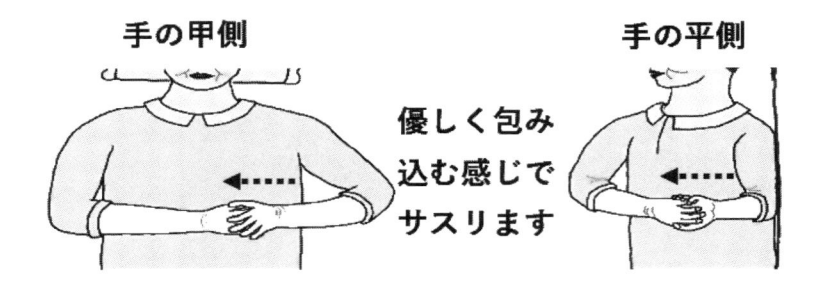

手の甲側　　　　　手の平側

優しく包み
込む感じで
サスリます

〔C〕 両手先を寝具の外に出し、親指と他の指先で**(イ)輪を**
作る動きに合わせ**歯の噛み合わせ**を行った後、指先を
(ロ)グッパ〜、グッパ〜と両手を**ホグシ**、次に左右の手
で**(ハ)ジャンケン**をする遊びをすることで、寝起きの**脳**
を目覚めさせ、**唾液をつくる働き**を促す目的の「**ならし**
動」。
(必須1)

＊唇を閉じ、歯の**噛み合わせ**をすることで、**健康維持**に大切な**唾液**を作り
出す機能を、増すことにも繋がるようです！
歯の**噛み合わせ**で口まわりの筋肉を刺激、**唾液の分泌**を促すこ
とで、食べ物の分解をサポートし、外から侵入してくる**病原菌**
を撃退、さらには**ガン**や**老化**に繋がる**活性酸素**も分解して取り
除くようです！

(イ) 両手の**親指**と**他の指先**で順次、**輪をつくる動き**に合わせ、**歯**
の**噛合せ**を
同時に行い、
脳への刺激
と**唾液**をつく
る働きを促し
ます。

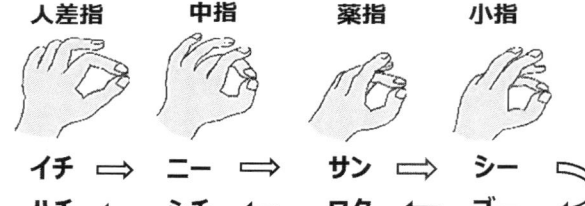

人差指　　中指　　　薬指　　小指

イチ ⇒ **ニー** ⇒ **サン** ⇒ **シー** ↩
ハチ ⇐ **シチ** ⇐ **ロク** ⇐ **ゴー**

＊**イチ、ニ〜、サン、シ〜からゴ〜、ロク、シチ、ハチまでを１セット**とし、**８セットを目標に徐々に増やしましょう！**

イチ（人差指）**ニ〜**（中指）**サン**（薬指）**シ〜**（小指）**ゴ〜**（小指）**ロク**（薬指）**シチ**（中指）**ハチ**（人差指）と数えながら、輪を作るのに合わせ、ゴハンを食べる要領で、歯を**カチカチ**と嚙合わせます。(唇は閉じたままで行いましょう)

（ロ）軽く掴んだ両手の拳をグッパ〜、グッパ〜、グッパ〜パ〜のリズムで開閉する**動き**を数回行って、指と手首を**ホグシ**、次の**ジャンケン**をする遊びに移ります。

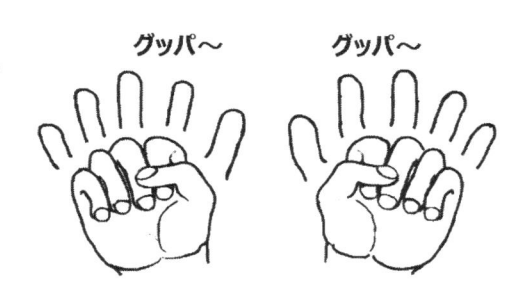

グッパ〜　　　グッパ〜

（ハ）目覚めを更に促すために**（イ）（ロ）**の「**ながら動**」の後、左右の手を使った**ジャンケン**で、更に**脳への刺激**を行なえば、楽しみながら目的を達成できるでしょう!

まず、**右手を勝組、左手が負組**と決めて、**右手**（勝組）の**グ〜、チョキ、パ〜**に併せ、**左手**（負け組）を**チョキ、パ〜、グ〜**と右手に負けるよう合わせます！

次は左手が勝組、右手を負組に設定して行いましょう！

ジャンケンの例

右が勝組の場合 ⟸⟹ 左が勝組の場合

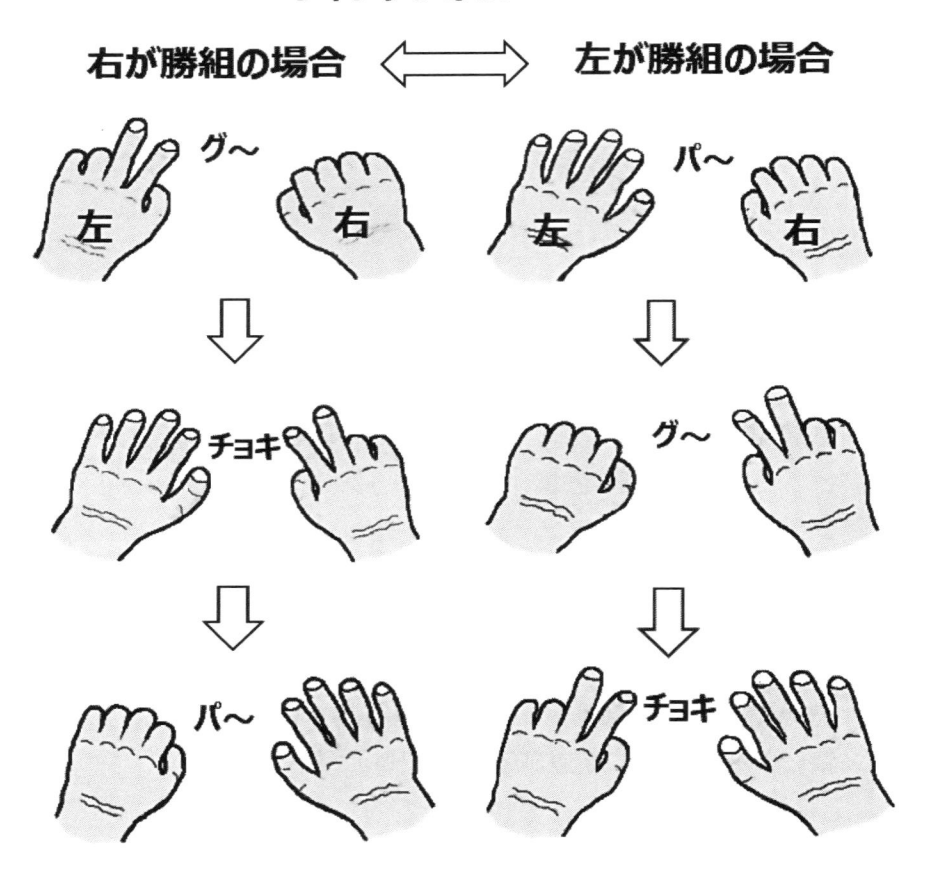

＊右手の勝組から左手の勝組へ移るまでをワンセットとして、2～3セットは行いましょう！

ひとりごと

　このジャンケンの遊びは、随分前にテレビで放映されていたのを思い出し、**脳への刺激**で、目覚めを促すのにピッタリと思って始めましたが、当初の目的は充分に達成できています！

〔D〕**基本ポーズ**で両肘を使って、**肩を（イ）下から上、（ロ）上から下に回す動き**で、**肩回りの筋肉をホグシ、血行を元気にする**目的の**「ならし動」**。　　　　　　（必須3）

（イ）両肘を軽く曲げた状態で、大きく息を吸いながら、**イチ**で肘を伸ばし、**ニ～サン**で肘を外に大きく開き、息を吐きながら、目一杯**引上げ**、続けて**シ～**で肘を締めながら元の姿勢に戻し、続けて**（ロ）**に進みます。

（ロ）元に戻した**両肘**を、息を軽く吐きながら、**ゴ～ロク**で上に**引上げ**外に開きながら**シチ～ハチ**で下に回し、元の姿勢に戻れば、結果として**両肩は内から外**に回っています。

（イ）　　　　　　　　　　**（ロ）**

イチ　ニ～サン　シ～　　　ゴ～ロク　シチ~ハチ

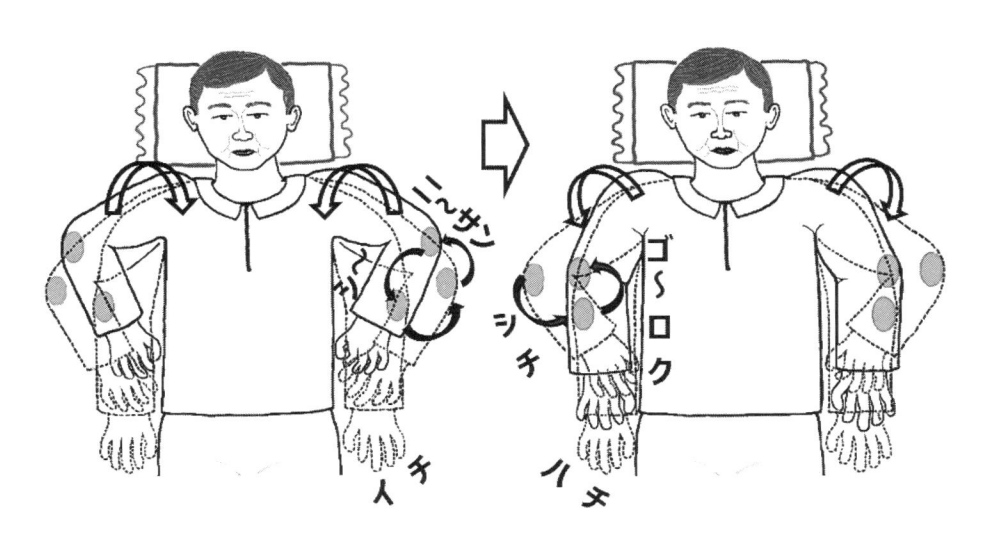

☆**（イ）＋（ロ）**をワンセットとし、8セットを目標に行いましょう！

〔E〕 **ヘソから下のリンパの流れ**に沿って、下腹部を優しく刺激する「**サスリ動**」。
（必須1）

　下腹部への優しい**サスリ**を二方向（**イ**）（**ロ**）から行い、**リンパの流れ**と**毛細血管**への刺激で**健康増進**を目指し、且つ**膀胱と前立腺**への効果も期待して行っています。

（イ）指を軽く開いた手の平で、中指の先を**ヘソ**の横に添え、**イチニ**〜で内股にある**主要リンパ節**に向けた「**サスリ動**」を行った後、**サンシ〜、ゴ〜ロク、シチ ハチ**と続けます。

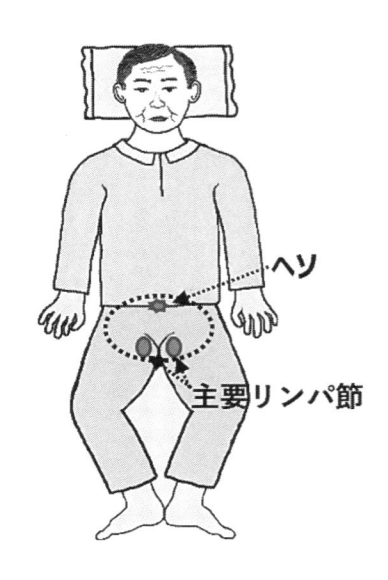

ヘソ

主要リンパ節

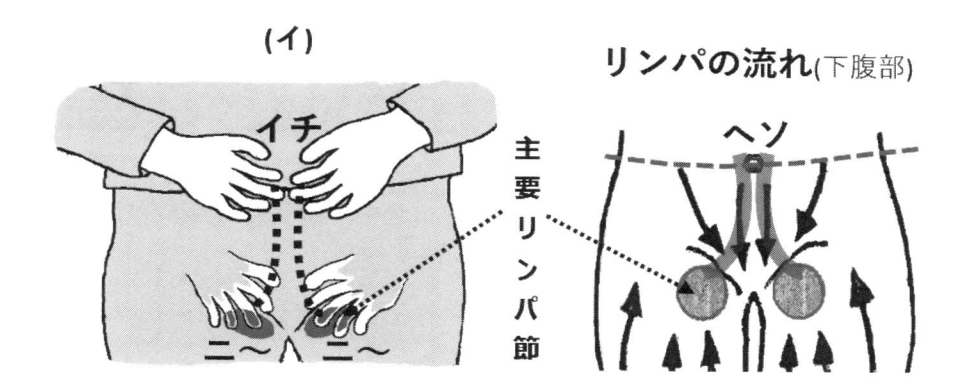

（イ）

イチ

ニ～ ニ～

リンパの流れ(下腹部)

主要リンパ節

ヘソ

（ロ）ヘソラインの外側に指を広げて添え、中指の先を中心にして
イチニ～と**主要リンパ節**に向け**「サスリ動」**を行い、**サンシ～**、
ゴ～ロク、シチハチと続けます。

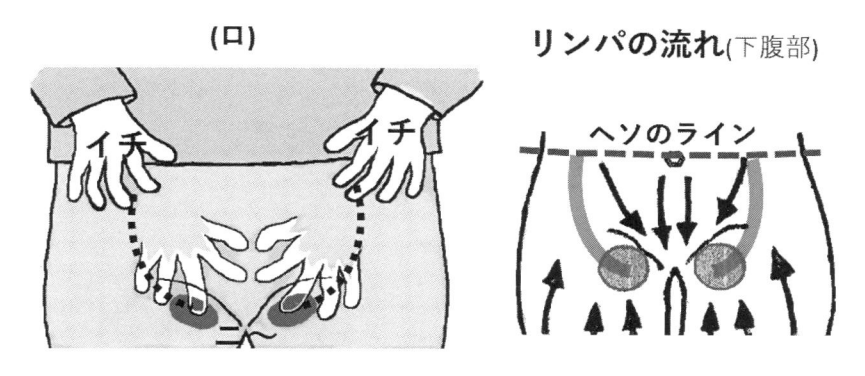

（ロ）

リンパの流れ(下腹部)

ヘソのライン

＊（イ）＋（ロ）をワンセットとして、2～3セットを行いましょう！

ひとりごと

　この**「サスリ動」**は**リンパの働き**を補助するのが**目的**ですが、
膀胱、前立腺回りを**サスル**ことで**血行**を良くし、結果**「夜間
尿」**が改善されることも期待して取組んでいます！

〔F〕 **ヘソから上のリンパの流れ**を意識して、**(イ)顔面**と**(ロ)耳の下**から**鎖骨のクボミ**、**耳の後ろ**から**肩先**、そして**(ハ)胸回り**を優しく刺激する「**サスリ動**」。 （必須2）

(イ) **顔の中央**から**耳下のリンパ節**へ向け、両の**手の平**を使った「**サスリ動**」を行ないます：**(a)(b)(c)**。

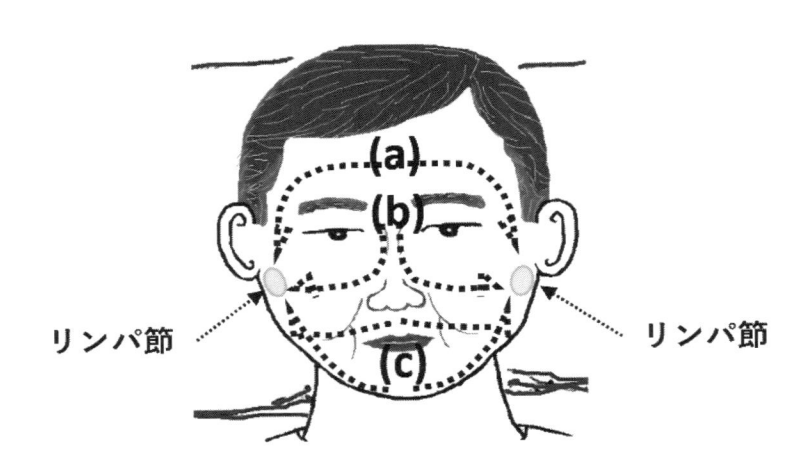

リンパ節 .... リンパ節

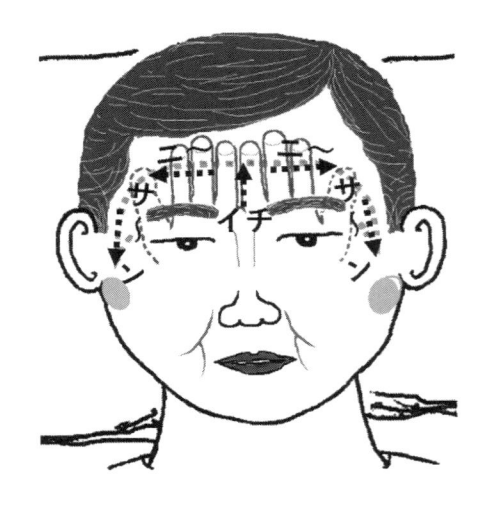

(a) **イチ**で額の中心に、両手のクスリ指、中指、人差指を併せた状態で額を包み、**ニ〜**で左右に**優しくサスリ**ながら広げ、**サ〜ン**で耳の下にある**リンパ節**に向けての「**サスリ動**」を、力を抜いて優しく**ユックリ**（**イチニ〜サ〜ン**）と8回繰返しましょう！

(b) 鼻の両側に中指と薬指を添え（**イチ**）、その状態から頬骨に沿って、耳の下にある**リンパ節**に向けての「**サスリ動**」を、力を抜き優しく**ユックリ（ニ～サ～ン）**と**８回**繰り返します！

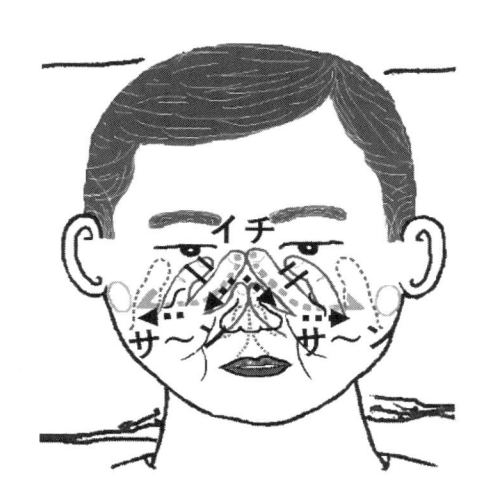

(c) 薬指、中指、人差指で顎を包み込み（**イチ**）、顎のラインに沿い、**リンパ節**に向けての「**サスリ動**」を、力を抜き優しく**ユックリ（ニ～サ～ン）**と**８回**繰返します。

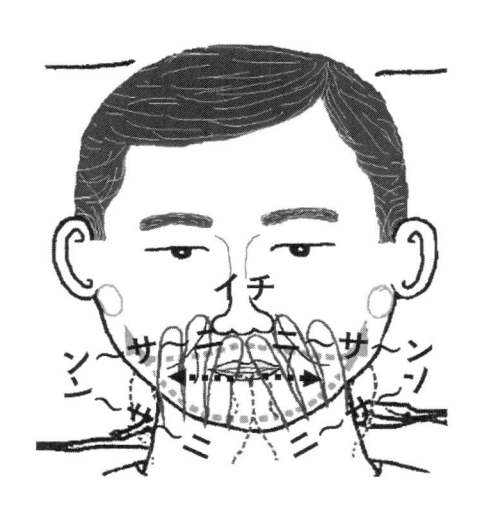

　😊この**サスリ動**の本来の目的は、顔面の**毛細リンパ**の流れを**活性化**することですが、片方では歳と共に弛んでくる顔面の若返りも期待できそうです！

(ロ) 耳下の **(a) 主要リンパ節**から**鎖骨のクボミ**に沿った先と、**(b)**
　　耳の後ろの**リンパ節**から首筋に沿って、**肩先**へ向けて行なう
　　「サスリ動」。

(a) 耳下の**リンパ節**から首筋に沿い、鎖骨の**クボミ**からその先へ
　　向けての **「サスリ動」** を **8回**繰り返します。

＊左手の中指を右耳下の**リンパ節**の位置に添え、**イチ～**とユックリ優しく
　サスリながら、首の根元の**クボミ**で**ニ～**、鎖骨の先までを**サ～ン**と約3
　秒かけてサスリ、右耳下に戻り、**ニ～**、**ニ～**、**サ～ン**と同じリズムで**8
　回**繰返したら、左側も同様に **「サスリ動」** を行います！

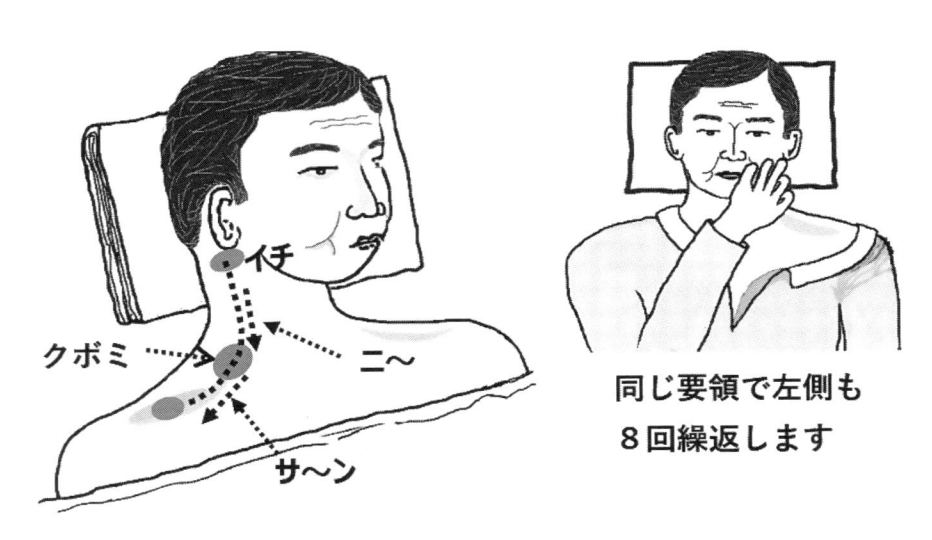

**同じ要領で左側も
8回繰返します**

＊左右8回ずつの **「サスリ動」** が終わったら、約1分程呼吸を整えて、
　(b) に移りましょう！

(b) 耳の裏側の**リンパ節**から首筋、肩のラインに沿って左右の**肩先へ向け**て行う「**サスリ動**」。

＊まず左手の中指を右耳の裏側のポイントに添え、**イチ〜**とユックリ**サスリ**ながら首の根元で**ニ〜**、肩先までを**サ〜ン**と約３秒かけて**サスリ**、中指の指先でチョンと肩先を押し、スタートの位置（右耳の裏）に戻り、**ニ〜、ニ〜、サ〜ン**と同じリズムで８回繰返した後、同じ要領で左手の中指を使い左側の「**サスリ動**」に移ります！

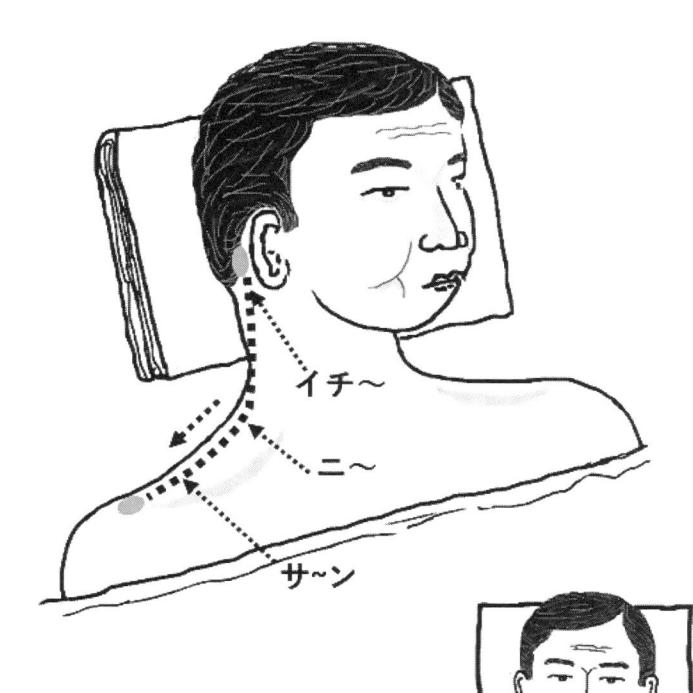

イチ〜

ニ〜

サ〜ン

同じ要領で左側も
８回繰返します

(ハ) 上半身前面の毛細リンパ線を、脇下のリンパ節へ向けて4ヶ所のポイントから行なう「サスリ動」。

*右手の甲を額に置き脇を開けて、左手の指を使い4ヶ所のポイントから2回ずつ右脇下へ向け、優しく**「サスリ動」**を行なった後、同じ要領で左脇下の**主要リンパ節**に向けて、2回ずつ行います！

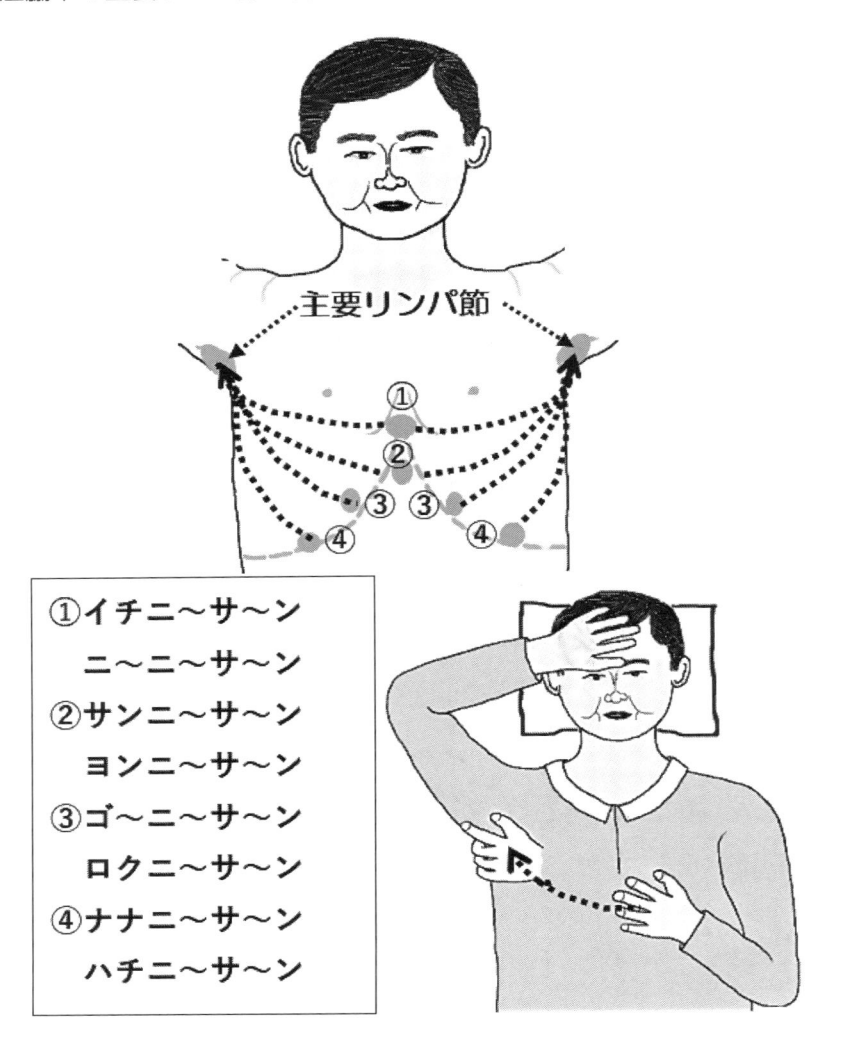

①イチニ〜サ〜ン
　　ニ〜ニ〜サ〜ン
②サンニ〜サ〜ン
　　ヨンニ〜サ〜ン
③ゴ〜ニ〜サ〜ン
　　ロクニ〜サ〜ン
④ナナニ〜サ〜ン
　　ハチニ〜サ〜ン

〔G〕 ミゾオチとヘソの中間にある乳糜槽（にゅうびそう）に、重ねた手の平を優しく押し当て、リンパ液を静脈へ送り返す機能維持が目的の「ながら動」。 （必須3）

　😊まずミゾオチとヘソに左右の手の平を軽く添え、その中間に位置する「乳糜槽」の上で手の平を上下に重ね、イチニ〜と息を軽く吸った後、サン　シ〜　ゴ〜　ロク　シチ　ハチとユックリ息を吐きながら「乳糜槽」軽く押さえ、その後ク〜ジュ〜で基本姿勢に戻り、ここまでを1回とします。

　リンパ液の流れは血流に比べ遅いので、「乳糜槽」から押し出されたリンパ液が元の状態に戻る迄には、少し時間がかかるかと想定されるので、素人発想で副交感神経を優位にする呼吸法を活用し、約1分の間を置いて次の2回目に進んでいます。

　乳糜槽の手入れに関しての資料が意外と少なく、回数は何回がいいのか？　を掴めなかったので、とりあえず3回取組んでいます！

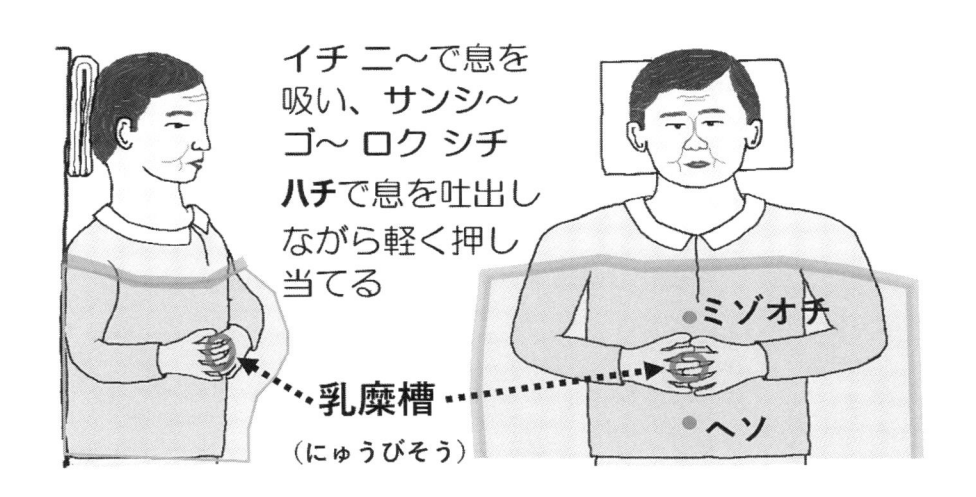

イチ ニ〜で息を吸い、サンシ〜 ゴ〜 ロク シチ ハチで息を吐出しながら軽く押し当てる

乳糜槽
（にゅうびそう）

●ミゾオチ

●ヘソ

ひとりごと

　リンパ液流の速度は、**血流**より遅いので、２回目の軽く押す「**ながら動**」に移るまでは充分な間を取り、**乳糜槽**から押しだされた量に匹敵する**リンパ液**が補充されるのを意識、**前述の呼吸法**を行いながら（筆者の場合約10回）、１分ほど待ちます。

　鼻から吸いこまれた**息**は、**鼻腔**でホコリや細菌などの**有害物質を取り除く**と同時に、**脳を冷やす**役割もあるようなので、健康面でも効果が期待できそうですね！

　次ページ〔H〕の「**ながら道**」から以降は首への負担が掛かる動きが増えるので、畳んだバスタオルを枕の替わりにし、自然体になり首への負担を減らしましょう！

　低い枕を使用中の方は、そのままで○Kです！

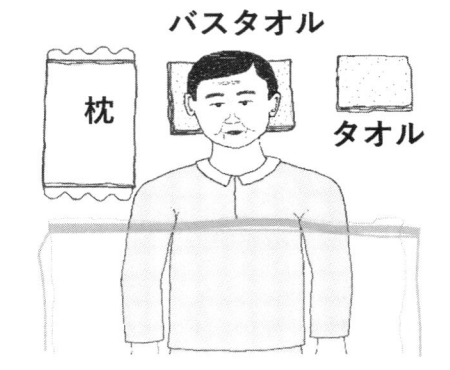

バスタオル

枕

タオル

〔H〕 吐く息を瞬時に止める**呼吸法**（P47）を活用して**全身を固め**、**毛細血管とリンパの流れ**に急ブレーキをかけ、しばらくその状態を続けた後、止めていた息をユックリ吐き出し**副交感神経**を優位にすることで、全身の**毛細血管とリンパの流れ**を元気にし、**健康増進**と**老化防止**を目指す「**ながら動**」。

（必須1）

　😊**元気な百歳**をめざす〔**ながらの道**〕の中でも、ぜひお勧めしたい「**ながら動**」ですが、このなかで使う呼吸法は、あまり馴染みがないと思うので、まずはこの**呼吸法**の**コツ**を掴む練習から始めましょう！

呼吸法と体を固める練習（イ）（ロ）（ハ）

（イ）「**寝ながらの基本ポーズ**」の状態で、舌を上あごに軽く押しあて、**イチ、ニ～**で鼻から大きく息を吸い込んだ後、**フッと息を噛み締める**練習をします！

（ロ） **フッと息を噛み締めて止めるタイミング**に合わせて拳を強く**握りしめます**…下図の握り方を参照。

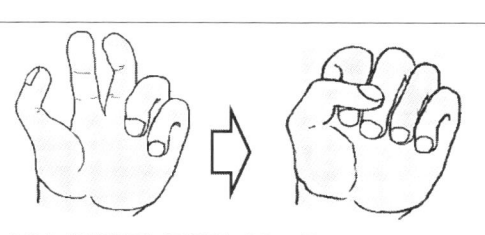

＊**拳（こぶし）の握り方**
　小指から順に折り曲げていき、最後に親指で強く握り締めます！
・・・スムーズにできるように繰り返し練習しましょう・・・

（ハ） 歯を**噛み締め**、**息を止めるタイミング**で**両手の拳を同時に握り締める**ことがスムーズにできるようになったら、次は**全身を瞬時に固める**練習です。

まずは、**握り締める拳**を**グイッ**と力強く握ると同時に、全身の**筋肉**（腕、肩、胸、腹筋、太もも等）を**キュッ**と固め、同時に**両足のカカト**で全身を支えましょう！

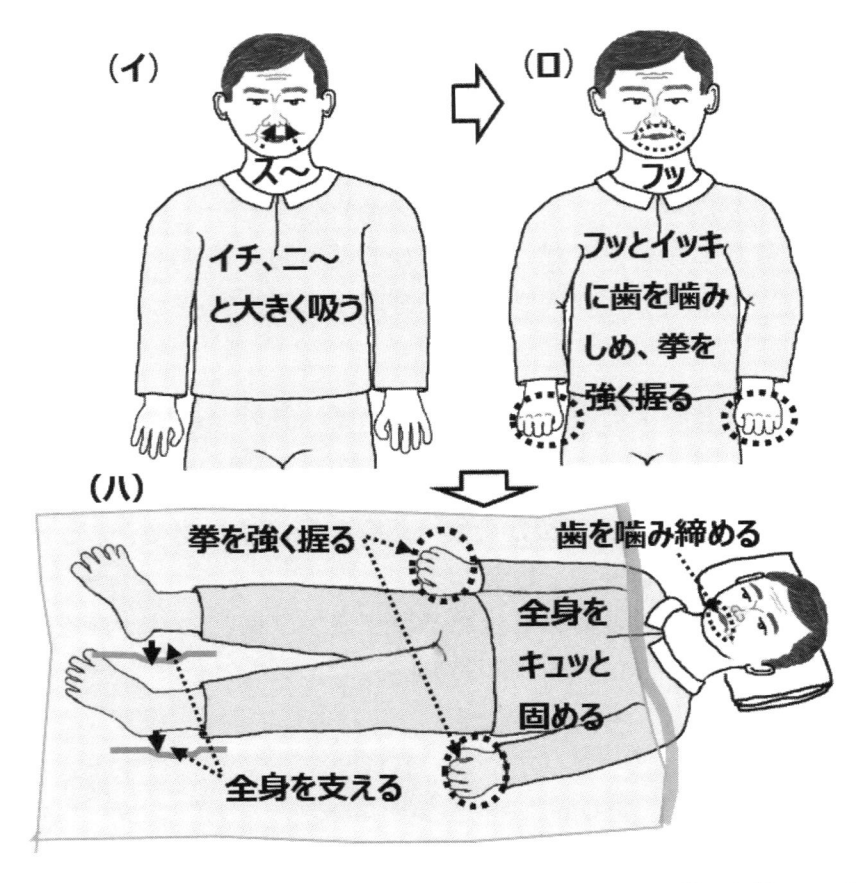

😊**上図の全身を固める動作**を繰り返し練習し、**毛細血管**を元気にする、この**「ながら動」**を完成させましょう！

全身をイッキに固める図（ハ）の**「ながら動」**をしばらく続け、スムーズにできるようになったら、少しアレンジした次の動き（a）と（b）に進みましょう！

(a) 全身を固め、歯を**噛み締めた状態**で、**筋肉**を**キュッ、キュッ、**と全身を締める動きを**8回**繰返し、ユックリと息を吐き出しながら、全身を**血流**が巡るのを体感して、次の**動き**まで、**息を整える呼吸法**で、1分（血液が体を一巡する時間に相当）以上**副交感神経**を優位にした状態で休んでから次に進みましょう！

> 全身を固めた状態でキュッ、キュッ、とシメル動き（8回）を2回〜3回繰り返し、毛細血管に刺激を与え、元気な血流を促します

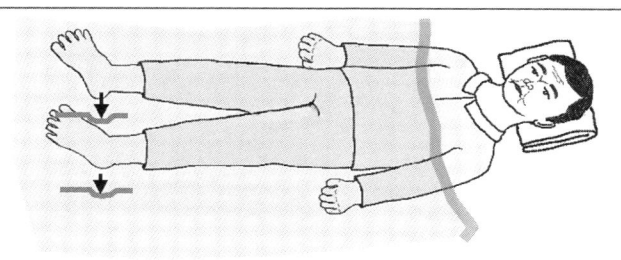

(b) 全身をイッキに固めた状態で、**下腹部**（丹田）を**キュッ、キュッ、**と**締める動作**を8回行い、馴染んできたら同じ動作を**内臓の若返り**を意識し、2〜3回繰り返します。

> 全身を固めた状態で、下腹部（丹田）を キュッ、キュッ、と刺激し、内臓まわりの血流を元気にします

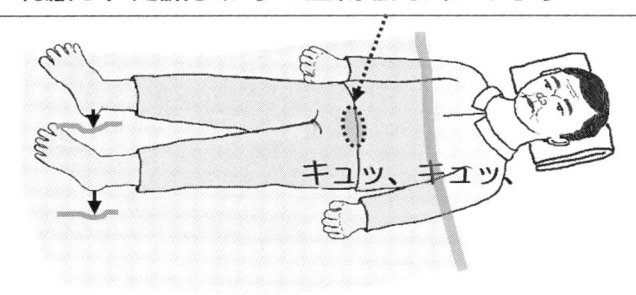

キュッ、キュッ

> **ひとりごと**
>
> 　60代に10年程続いた老々介護の時期から始まり、今でも悩まされている**「夜間尿」**は、**前立腺肥大**が主な原因とみて、**前立腺を若返らせる目的で下腹部**（丹田）を刺激する**動き**を取入れ、**「夜間尿」退治にチャレンジ**しています！
>
> 　途中経過ですが、酷いときは少なくとも**3〜5回**は目覚めていましたが、現状何とか平均**2回**で済んでいます！
>
> 　さらに**オマケ**として、朝晩に体重測定をしている**器機での数値**ですが、**内臓脂肪の値**も減ってきていることが確認され、ひどい時はオシッコの放尿音もかすかで、尿が男根を通過する感覚もほとんどなくなっていたのが、この**呼吸法**を使った**動作**を取り入れたことで、放尿にも勢いが出て放尿音も、通過する間隔も、かなり回復しています。
>
> 　この**動作**は、**毛細血管を増やし**、**血流を元気にする目的**で始めましたが、**コツをつかんで毎日取組む価値は充分あります**ね！

　😊終わったら、同じく**息を整える呼吸法**で１分以上休んで、次の**「ならし動」**に進みましょう！

〔I〕 寝ながらの**基本姿勢**で、腰回りと股関節をホグス目的の**「ながら動」**。 （必須2）

　基本姿勢の状態で、歩く姿を想像しながら**イチ、ニ〜**で左膝を軽く曲げると同時に腰を軽く引き上げ、続いて**サン、シ〜**で左足を降ろすと同時に、同じ要領で右膝、腰を動かした後、左右交互

にゴ〜、ロクシチ、ハチと8回をワンセットとして、2セット行いましょう！

😊2回目は、足を引き上げる時、下腹部（丹田）の力を**キュッ、キュッ、**と使い、**前立腺**や**膀胱**への刺激も意識し行います！

＊1回目はユックリ歩く感じ
　　で軽く上げる

イチ、ニ〜　　　サン、シ〜
ゴ〜、ロク　　　シチ、ハチ

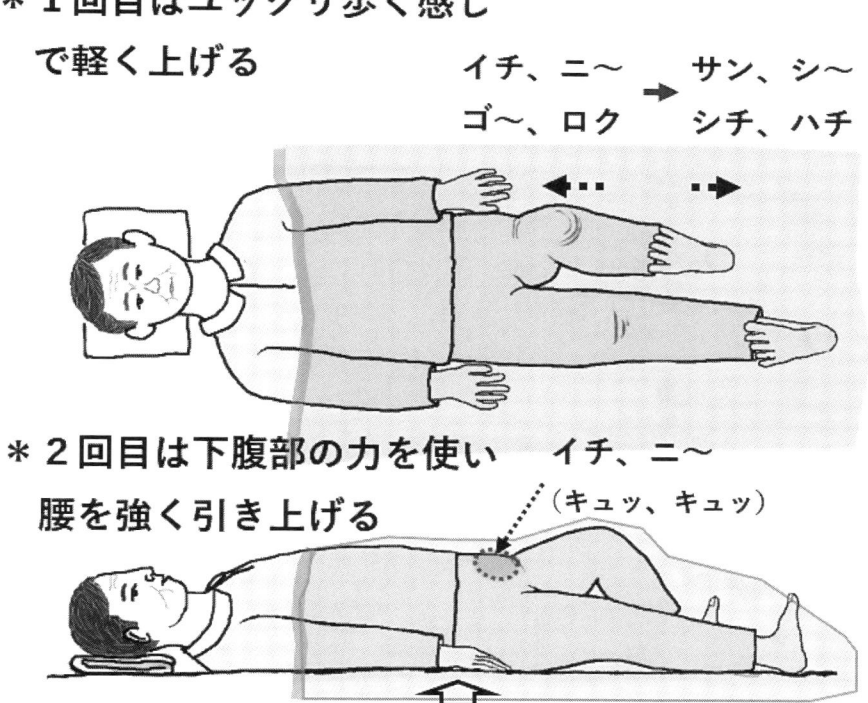

＊2回目は下腹部の力を使い　　イチ、ニ〜
　　腰を強く引き上げる　　　（キュッ、キュッ）

〔J〕　**寝ながら**の**基本姿勢**で、腕の上げ下げを行い、**肩甲骨**回りを**ホグス**目的の**「ながら動」**。　　　　　（必須2）

肩甲骨回りには、肩や腕を自由に動かすのに必要な沢山の筋肉

が集まっているので、いろんな機会をとらえ**肩甲骨回り**への「**な
らし動**」を行いますが、主に歩く力に必要な**腕の振り**の**維持改善**
を意識しながら行います！

「**寝ながらの基本ポーズ**」で指を広げ**イチ、ニ〜、サン、シ〜**と
息を吸いながら、両腕を図（**イ**）のように伸ばし、**ゴ〜、ロク、
シチ、ハチ**で息を吐き出しながら、広げた指を小指から順に拳を
つくりながら、図（**ロ**）のように、肩と両腕を同時に強く引き上
げます！

　続けて同じ動作**8回をワンセット**とし、**2セット**を目標にして
繰り返しましょう！

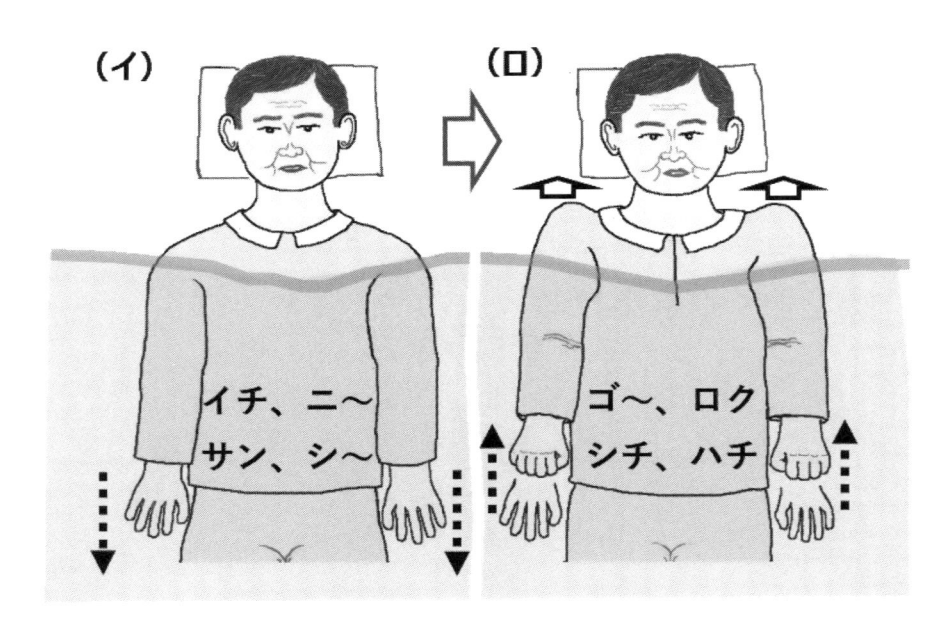

＊**肩甲骨**は人体の背中側にある**肩の骨**で、様々な筋肉と繋がっており、腕
　と胸の筋肉も繋いでいるので、荷物を持ちあげたり、肩をすくめたり、
　上下の動きができるようです！

〔K〕 寝ながらの基本姿勢で、歩く力の維持改善のため、繰り返し行なう股関節への「ながら動」。 （必須1）

「寝ながらの基本ポーズ」から両足のカカトをイチ、ニ〜と息を吸いながらヒザを横に広げ、図（a）の状態に引上げて、サン、シ〜で足の裏を合せた後、ゴ〜、ロク、シチ、ハチと息を吐きながらユックリと元の姿勢、図 (b) に戻ります。

　8回をワンセットとして、2セットを目標に繰り返しましょう！

　😊動きがシンプルな割に、股関節だけでなく足腰力の改善にも有効な動きなので、最初に取組むのにお勧めしたい「ながら動」です！

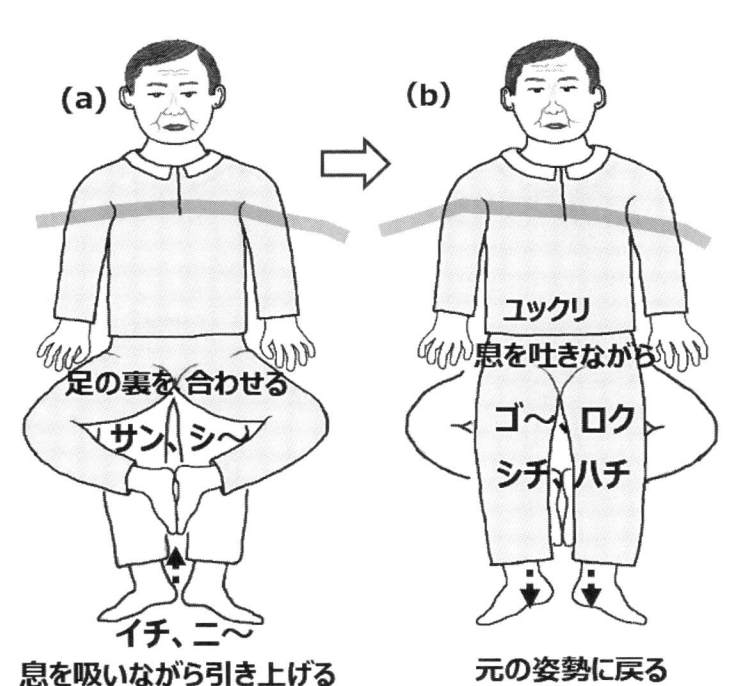

寒い季節は、掛布団が重いので、両手使って布団を支えるポーズをとることで足元に空間ができ、足の曲げ伸ばしがスムーズにできます！・・・下図参照

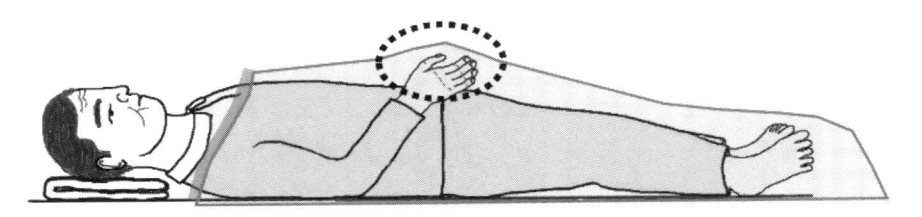

　　ひとりごと

　上半身と下半身をつなぐ**股関節**は、人の体の中で最も大きく、最も酷使されている部位で、通常の歩行時でも体重の３〜４.５倍の負荷がかかっているそうです！

　　　…**歩く力を維持**するのに大切な関節です…

　股関節が消耗すると、歩行困難になるのはもちろん、生活に支障がでて、**老化**にも繋がるので、**柔軟性の維持改善**は重要です！

　筆者も足がスムーズに出ないなあ？と感じたとき、この動きを始めてみたところ、現状は随分と改善しているのを実感しています！

〔L〕　寝ながらの**基本姿勢**で、**腰痛改善**と**腰回り**の**体幹**を鍛える目的で、**呼吸法**を活用し**（イ）副交感神経**と**（ロ）交感神経**を活用して行う**「ながら動」**。　　　　　　（必須1）

　この動きを始めたきっかけは、長期間悩まされた**ギックリ腰**の**後遺症**が、ぶり返さないよう取組んだのが始まりです！
　現状はシコリが少し残っていますが、日常生活に支障ないほどに**改善**して**さらなる補強**を目指し、取組んでいます！

（イ）寝ながらの基本ポーズで、**息を吐き**ながら**副交感神経を優位**にし、**腰回りの遅筋**に働きかける**「ながら動」**。

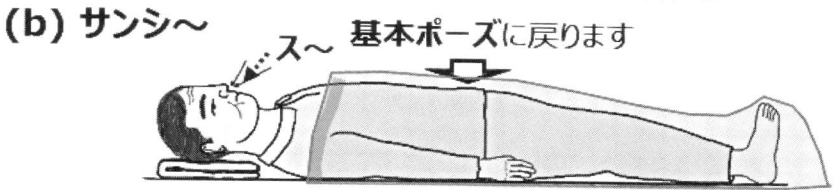

（a）イチニ～

基本ポーズで、**イチニ～**と息を**吐き**ながら
腰とお尻をグイッと突き上げます

フ～

イチニ～

（b）サンシ～

サンシ～で鼻から**息を吸い**ながら
基本ポーズに戻ります

ス～

図（a）：**基本ポーズ**で吸った息を、**イチ**で**フ～**と**吐き**ながら**カカト**と**両腕の肘**で支え、腰を浮かせると同時に**下腹部**と**お尻を固めニ～**で**グイッ**と突き上げます。

図 (b)：**お尻**と**腰**を突き上げた状態から、**サンシ～**と鼻から息を**吸い**ながら、浮かせた**お尻と腰**を下ろし、下半身を伸ばし、全身の力を抜き**基本ポーズ**に戻ります。

＊**ゴ～ロク**で（a）と同じく息を**吐き**ながら突き上げる**動き**をし、**シチハチ**で（b）と同じく息を吸いながら**基本ポーズ**に戻るまでを**ワンセット**として、**8セット**繰り返すのを目標にして行いましょう！

（ロ）寝ながらの**基本ポーズ**で**交感神経**を優位にし、**腰回りの速筋**と**体幹**を鍛える「**ながら動**」。

鼻から吸った息を噛み締めると同時に腹筋を固める

(a) 基本ポーズ　　キュッと絞める

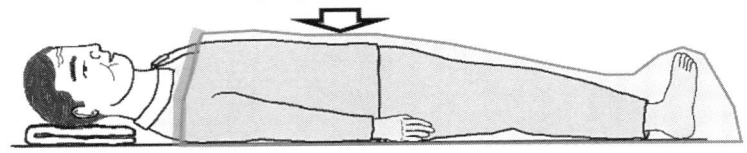

(b) イチニ～　　イチで突き上げる

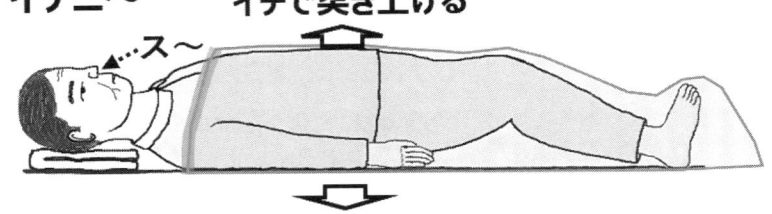

ニイ～で力を抜き元に戻す

図 (a)：鼻から吸った息を**ウッ**と止め、同時に腹筋を**キュッ**と固め**イ～チ、ニ～・サ～ン、ヨ～ン・ゴ～、ロ～ク・シ～チ、ハ～チ**と、突き上げる動きを**8回**連続で行います。

図（b）：（a）の動きを**ワンセット**として**8セット**を目標にし、徐々に増やしていきましょう！

〔M〕呼吸法による副交感神経を優位にしたヒップリフトの姿勢で、姿勢保持筋の強化をめざす「ながら動」。

※**起き上がり**がすごく楽になるお勧めの動きです！

　この「**ながら動**」を始めるにあたり注意することは、寝てる間にお尻から足にかけて**ストレス**が溜まっており、膝を曲げるとき等に**ツリ**かかることがあるので、注意しながら**ユックリ**行なってください。

　もしその気配があれば**力を抜きながら**元に戻し、**吐く息**に重きをおき、**副交感神経を優位**にする**深呼吸を数回**行いながら、静まるのを待ち次に進みましょう。

（イ）お尻から足にかけ**溜まっているストレス**をとるために、**寝ながらの基本姿勢**で、手の平を下に足を少し開き、まず**左膝を**ユックリと曲げて足の裏を床につける。

　　続けて**右膝**も同じ要領で曲げて**両足を揃え**、一呼吸おいて足を延ばし、**基本姿勢**に戻ります。

　　この**動作**を**2〜3回**繰り返し**ストレス**をとって**（ロ）**に進みましょう！

＊足がつるのを警戒し、左右の膝をずらして紹介していますが、馴れてくれば同時に曲げ伸ばしをして下さい！

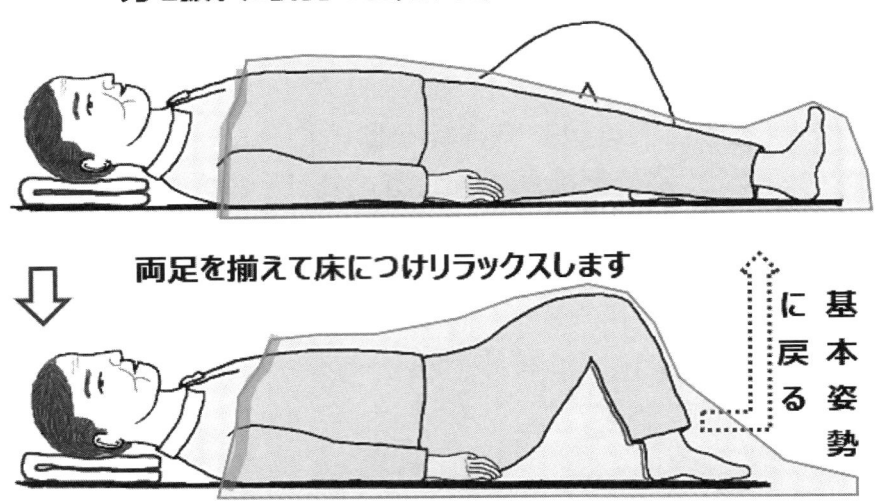

力を抜いた姿勢で左足、右足と順に曲げる

両足を揃えて床につけリラックスします

基本姿勢に戻る

（ロ）全身を首、両肩、肘、手の平と足裏でしっかり**支えた状態**で、舌をうわアゴに付け鼻から**イチ、ニ〜**と大きく**息を吸い**、お腹を締め体を固めて**お尻を突き上げると同時に息を噛み締め**ます。

　　突き上げた状態を保ち、息を**サン、シ〜、ゴ〜、ロク、シチ、ハチ〜**と細くユックリ吐きながら**副交感神経**を優位にし、**突き上げた姿勢**を**保ち続けること**で、**姿勢保持筋**の強化に繋がります。

　　息を吐き終わったら**ユックリとク〜、ジュ〜**でお尻を床に降ろして**基本姿勢**に戻り全身の力を抜き、**深呼吸を2〜3回**行ってから**2回目**に進みます。

　　8回を**目標**にして、この**「ながら動」**を毎日続けていきましょう！

イチ、ニ〜で大きく息を吸い込みお尻を突き上げて、息を噛み締めます

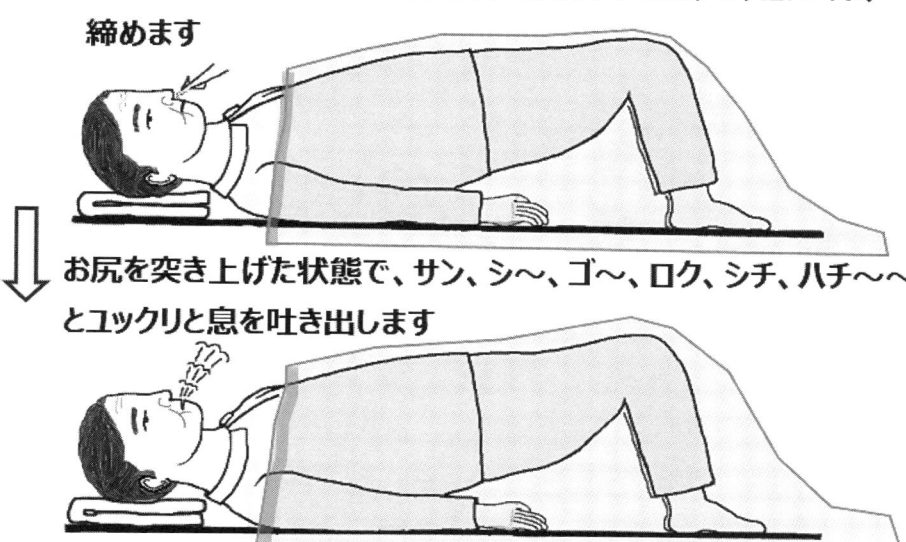

お尻を突き上げた状態で、サン、シ〜、ゴ〜、ロク、シチ、ハチ〜〜とユックリと息を吐き出します

　息をユックリ、細く吐くことで**副交感神経**が働き、**姿勢保持筋が強化**され、その結果**起き上がり動作**が随分楽になります！

　効果がでるのも早いので、普段運動不足の方には特にお勧めの「**ながら動**」です！

〔Ｎ〕寝ながらの動作が続いて、首から足特に背面に溜ったストレスをホグス目的と、腰回り・背骨の柔軟性を促進し老化防止を目指す「ながら道」…（イ）（ロ）（ハ）（ニ）　　（必須1）

（イ）まず寝ながらの基本ポーズから、両手で膝を抱え込んだポーズになります。

＊手が届かなくて膝の抱え込みができない場合には、タオルを補助として使ってもいいでしょう！

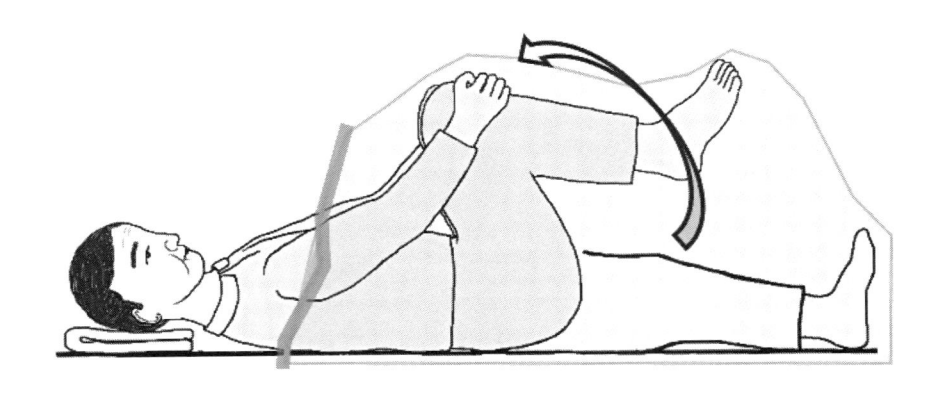

（ロ）両ひざを抱え，大きく息を吸い込み、息を**イチ、ニ〜**と**吐きな
がら頭を持ち上げる**と同時に、**脇を締めて膝を引き寄せ、サ
ン、シ〜**と息を**吸い**ながら、頭と膝を元に戻し（膝を抱え込
んだ状態）ます。

　同じ動作を**ゴ〜ロク**（頭を上げ）**シチハチ**（元に戻す）と
進め、ここまでを**ワンサイクル**として、**8回を目標**に、徐々
に増やしていきましょう！

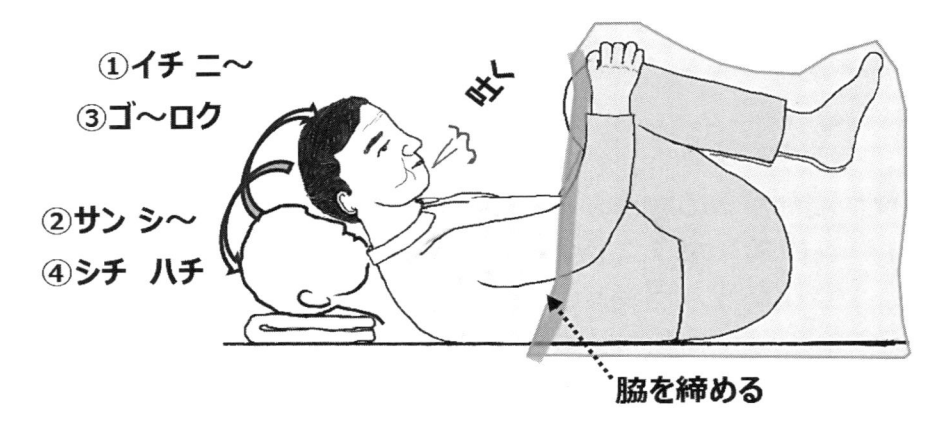

①イチ ニ〜
③ゴ〜ロク

吐く

②サン シ〜
④シチ ハチ

脇を締める

（ハ） 最後に**膝を抱え**、**腰を支点**に抱え込んだ**下半身**を**左**に**イチニ〜**、**右へサンシ〜**、続けて**ゴ〜ロク**（左）**シチハチ**（右）、**腰**と**上半身**にたまった**ストレス**をホグします。

この動きは、あくまでも**腰**と**背筋のストレス**をホグすためで、筋力をつけるためではないので、全身から**無駄な力を抜いて**行い、**イチニ〜**、**サンシ〜**、**ゴ〜ロク**、**シチハチ**をワンサイクルとして**2〜3回程度**でいいでしょう！

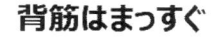

背筋はまっすぐ

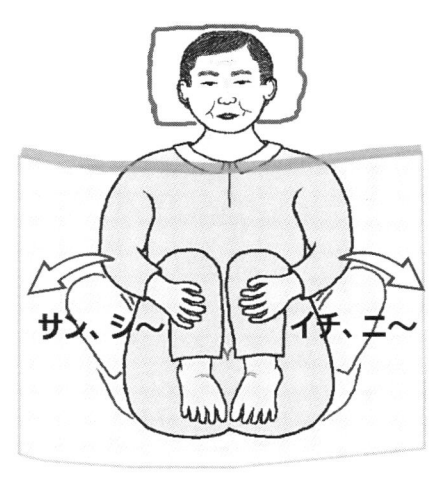

サン、シ〜　　イチ、ニ〜

（ニ） 寝ながらの「ながら道」の最後になります。**手の平**を**首の後ろ**に回し、ストレスが溜まっていると思われる**首筋**のポイントに**指先**を当て、**首を左右にヒネル動き**を数回繰り返し、**首筋**を**ホグして寝ながらの「ながら道」**を終わりにしましょう。

😊ひと息ついたら、掛布団を足元にまとめ、座れるようスペースを作り、次の**居ながら**行なう〔**ながら道**〕へと進みましょう！

2 寝床の上で居ながら行なう〔ながら道〕：
〔A〕〔B〕〔C〕〔D〕〔E〕

**〔A〕寝ながらの〔ながら道〕を行う過程で、背面に溜ったスト
レスを、副交感神経を優位にする呼吸法の活用で、背中
から足までの背面をホグス目的の「ながら動」。**（必須2）

😊呼吸により発生する**副交感神経**の働きと、**自重**（自分の重
み）を**活用**して行います。

＊両の手で足の指先を軽く掴み、全身の力を抜いた状態になり、息を大き
く**ス〜**と吸い込み（上あごに舌を軽くつけ腹式呼吸で）、その息を**フ〜
〜**と細長く吐き出しながら、**副交感神経**を優位にして上半身の**自重**を
活用、**足首**から**ふくらはぎ、
太もも**から**お尻**にかけての
ストレスをホグし、**血行**を
良くする呼吸を活用した**動
作**を**3回**行います。

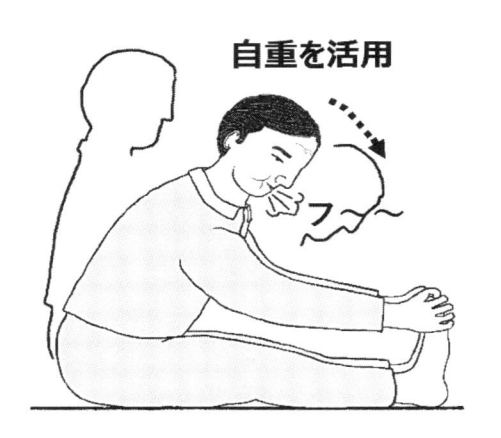

自重を活用

フ〜

　続けて**基本ポーズ**に戻り、
ひと息ついてから同じ**動作**
をもう一度繰りかえしま
しょう！

😊伸ばした足幅は、自分が楽に感じる自然な幅で、両手が足先
に届かなければ膝を曲げたり、タオルを補助に使って行いましょ
う！

> **ひとりごと**
>
> 　次の**動作〔B〕**は**副交感神経**を活用し、**血流**と**毛細血管**を元気にする目的で、**遅筋**に刺激を与えるため、全身の力をいかに抜けるか？が重要なポイントです。
>
> 　そこで、もし寝具の配置が**壁際**であれば、息を整えやすいよう**壁にもたれた姿勢**で、力を抜いて始めましょう！

〔B〕 居ながらの姿勢で両足を開き、副交感神経を活用した自重で、ハムストリング（太もも裏の筋肉）、ふくらはぎの筋肉（主に遅筋）への刺激で、健康維持、老化防止にとり重要な血流と毛細血管を元気にする目的の「ながら動」。（必須1）

　☺全身の力を抜きながら**副交感神経**を**活用**して取組む**〔B〕**の**「ながら動」**は、毛細血管の**通り道**である**遅筋**を刺激、**毛細血管**を増やし**血流を元気**にし**健康増進**と**老化防止**を目指すことにあります！　この**「ながら動」**は、**「ながらの道」**の中でも**重要な動き**なので、その手順を**（イ）（ロ）（ハ）（ニ）**に分けて説明します。

> **ひとりごと**
>
> 　この**動き**を始めたのは、60代後半に始まった**頻尿**（夜間尿）を何とかできないか？と悩んでいる時、30代にラジオで聞いた**「内股の筋肉を伸ばすことで男根の勃起力を強くする」**というコメントをフト思い出し、同じ**男根が絡む**話なので、**頻尿**にも効果があるのでは？と思ったのが始めたキッカケです！

途中経過ですが、3〜4回はあった**夜間尿**が現在1〜2回、聞こえにくい程弱々しかった、尿の勢いもそこそこになり、しばらく縁遠かった**「朝マラや初ションまでの命かな」**の現象までも、タマ〜に発生し始めたのには**ビックリ！**

　今回**筋肉**や**血液・リンパ・自律神経・呼吸**等の働きを知り、結果として**血流**と**毛細血管**を元気にしているんだということが分かり、当初の目的とは違いますが、**健康増進**と**老化防止**に有効な**「ながら道」**たどり着いたという次第です！

（イ） 無理のない形で開脚、全身の**力を抜きやすくするために**胸の前で両手を重ね（甲を下向き）、息を**吐きながら**上半身を前方に倒し、図**(a)**、その姿勢から**両手の甲を下**にして敷布団の上で図**(b)**のように置きます。

　😊内股に刺激を与えるのが目的の動きなので、足の開きは無理して開かずに、80〜100度ぐらいで良いのでは？

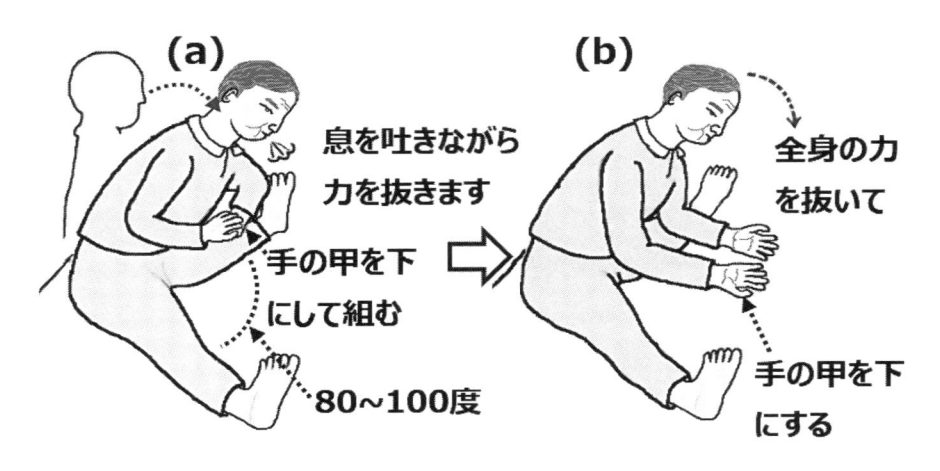

（ロ）図**（b）**の姿勢で舌を上アゴに当て**イチニ〜**で鼻から大きく吸った息を**サン**で**イッキ**に**吐く**ことで**副交感神経**を優位にした**自重**による**遅筋**への**刺激**を与える目的で、図**（c）**の動きを**3回**、その1度目に続いて図**（d）**のように2度目、3度目と進みます。

伸びた**筋肉**に張りを作るため、**両手を前に出し**ながら体をさらに前に倒し、大きく吸った息を**フ〜**と**イッキに吐き**、遅**筋**への刺激を**3回**行い、図**（d）**のように**1度目**、**2度目**、3度目を**ワンセット**とし、計**3セット**を行います。

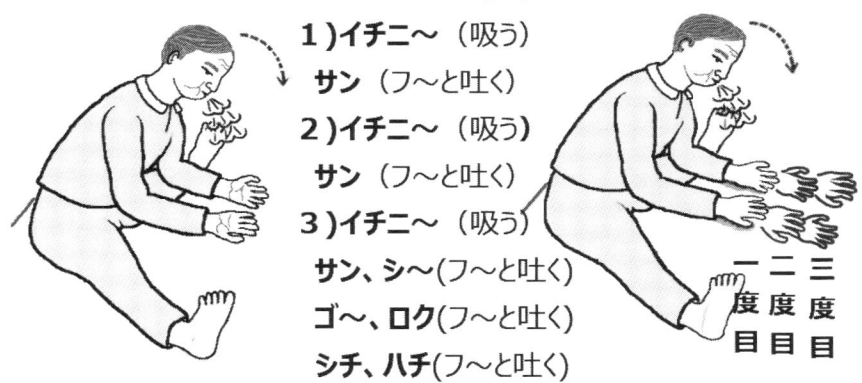

（c）自重を利用して倒す　　**（d）自重を利用して倒す**

1）イチニ〜（吸う）
サン（フ〜と吐く）
2）イチニ〜（吸う**）
サン（フ〜と吐く）
3）イチニ〜（吸う）
サン、シ〜(フ〜と吐く)
ゴ〜、ロク(フ〜と吐く)
シチ、ハチ(フ〜と吐く)

一二三
度度度
目目目

😊3回目の**フ〜**は長め（**サン、シ〜、ゴ、ロク、シチ、ハチ**）にして、**遅筋**への**刺激**を行ない、**ク〜、ジュ〜**で両手を前に出し、次の**セット**に移ります！

3セット目は、**ク〜、ジュ〜**で**起き上がりの基本ポーズ**に戻ります。

（ハ）1セット目の動きが済んだら、両手で膝を支え（腰のカバーのため）ながら、**起き上がりの基本のポーズ**に戻り、呼吸を整えます。

　そのポーズで力を抜き1〜2分程血流を感じながら**呼吸**を整え、2セット、3セット目への準備をしましょう！

腰を痛めないよう膝を支え
ながら起き上がります

リラックスし息を整えます
壁があれば、もたれましょう！

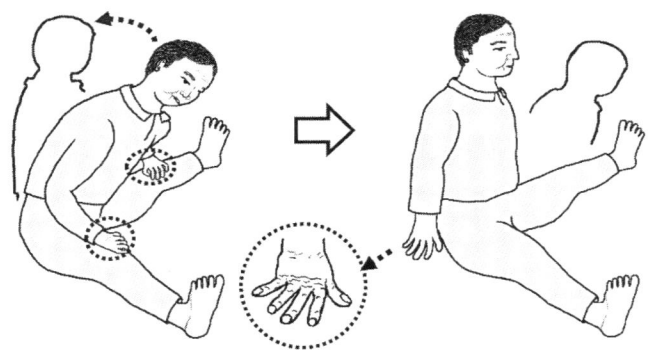

ひとりごと

　この状態で**血流のざわめき**が落ちつくまで（2分弱）全身の力を抜き、子供時代飛び跳ねて遊んだ記憶や、孫やご近所のお子さんたちが元気に遊んでる動きを思い浮かべながら、呼吸を整えましょう！

　この内股に刺激を与える（ロ）の動きが習慣になって（ハ）の呼吸を整える動作をしていると、ほぼ1分過ぎたころ**アキレス腱**から**ふくらはぎ**、**ヒザの裏**、**太もも**、**内股奥**の順に、**血流**が戻ってくるような、**ざわめき**を感じるので、それに応えて下腹部（丹田）を**キュッ**、**キュッ**と複数回絞め（前立腺への刺激）、次の動作へと進みましょう！

（二）血流のざわめきが収まるのを待って**（イ）〜（ハ）**で行なった**ながら動の2セット目**を行ない、同様に**血流のざわめき**が収まるのを待って**3セット目**を行います。

😊１**セット目**は膝裏等に硬さが残っているので軽く行い、２セット目、３**セット目**は硬かった筋肉も軟らかくなり、目的にしていた**内股の筋肉**（ふくらはぎ・ふともも）、特に**遅筋**への強い刺激を感じ、**血流**と**毛細血管**への効果が実感できますよ！

内股の**ざわめき**を感じ、**血流**と**毛細血管**への効果を実感しながら、次の**ながら動〔C〕**へ進みましょう！

〔C〕 日常、あまり動きが無く硬化しやすい**体の背面**、特に**大黒柱**の役割をしている**背骨**（脊椎）と**椎間板**周辺に、**ふり向く動き**を活用した刺激を与え、**柔軟性**を維持し**健康寿命**を延ばす目的の**「ながら動」**。:(イ)(ロ)(ハ)(必須1)

> ### ひとりごと
>
> **背骨**と**椎間板**は、体を支え動かす**神経の保護**という大事な役割も担っており、その両側にある**脊柱起立筋**は、筋肉の奥の**「コアマッスル」**と呼ばれる**深層筋**で背骨をしっかり支えており、この筋に刺激を与えて**血流の低下**、**椎間板の衰え**を防ぐことで、結果として**老化防止**に繋がることを期待しています！
>
> 上半身をヒネル**「ながら動」**では、**血球成分**を作る**骨髄**がある**脊椎、胸骨、肋骨、骨盤**への刺激も同時に行ないます。

簡単な動きの「ながら動」ですが血流を元気にし、健康と老化防止に重要な役割を持つ「ながら動」です！

(イ) 斜め後ろ下方をふり向く「ながら動」。

図 (イ)

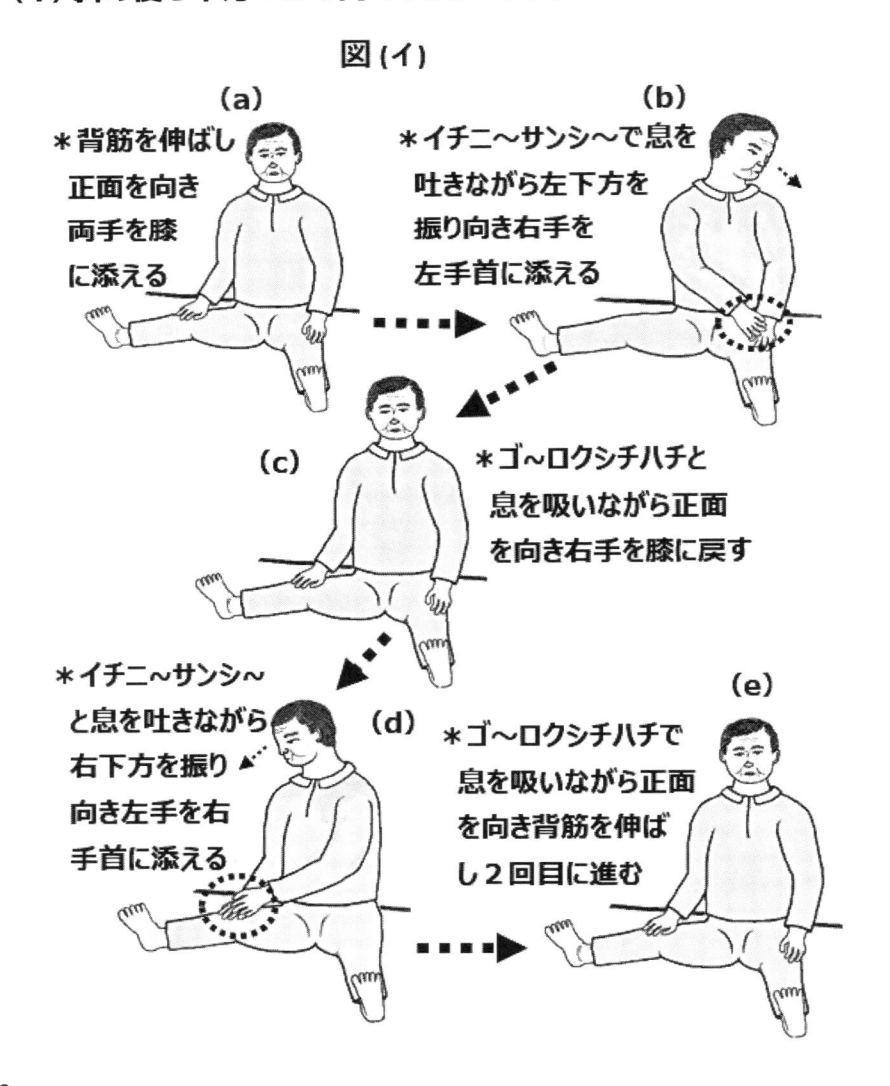

(a)
＊背筋を伸ばし
正面を向き
両手を膝
に添える

(b)
＊イチニ～サンシ～で息を
吐きながら左下方を
振り向き右手を
左手首に添える

(c)
＊ゴ～ロクシチハチと
息を吸いながら正面
を向き右手を膝に戻す

(d)
＊イチニ～サンシ～
と息を吐きながら
右下方を振り
向き左手を右
手首に添える

(e)
＊ゴ～ロクシチハチで
息を吸いながら正面
を向き背筋を伸ば
し2回目に進む

P102の図（イ）：(a) 〜 (b) 〜 (c) 〜 (d) 〜 (e) の説明。

　足を開き、両手を膝の外側に添えて、**背筋**を伸ばした**姿勢**図（a）で、**イチニ〜サンシ〜**と息を**吐き**ながら、**左下方**を振り向き、**右手**を左膝にある**左手首**に添えて、図（b）の姿勢になる。
　ゴ〜ロクシチハチと息を**吸い**ながら、左手首から**右手**を**右膝**に戻して**正面**を向き、図（c）の姿勢になる。
　続けて**イチニ〜サンシ〜**と息を吐きながら、**右下方**を振向き、**左手**を**右膝**の**手首**に添え図（d）の姿勢になり、**ゴ〜ロクシチハチ**と息を**吸い**ながら**左手**を元に戻して正面を向き、図（e）の姿勢に戻り、続けて左右**4回**ずつ、計**8回**行います。

P104の図（ロ）：(a) 〜 (b) 〜 (c) 〜 (d) 〜 (e) の説明。

　同じく正面を向いた姿勢（a）から、**イチニ〜サンシ〜**と息を**吐き**ながら、**左後方**を水平に振向き、**右手**を膝から左の肘に移し換え、図（b）の姿勢になります。
　ゴ〜ロクシチハチと息を**吸い**ながら、左肘に添えている**右手**を正面を向きながら右膝に戻し、図（c）の姿勢になります。
　続けて**イチニ〜サンシ〜**と息を**吐き**ながら右後方を**水平**に振り向き、膝にある**左手**を右肘に添え、図（d）の姿勢、**ゴ〜ロクシチハチ**と息を**吸い**ながら**左手**を元に戻して正面を向き、図（c）の姿勢に戻り、ひと息ついたら続けて左右**4回**ずつ、**計8回**行います。

(ロ) 水平方向をふり向く「ながら動」。

図 (ロ)

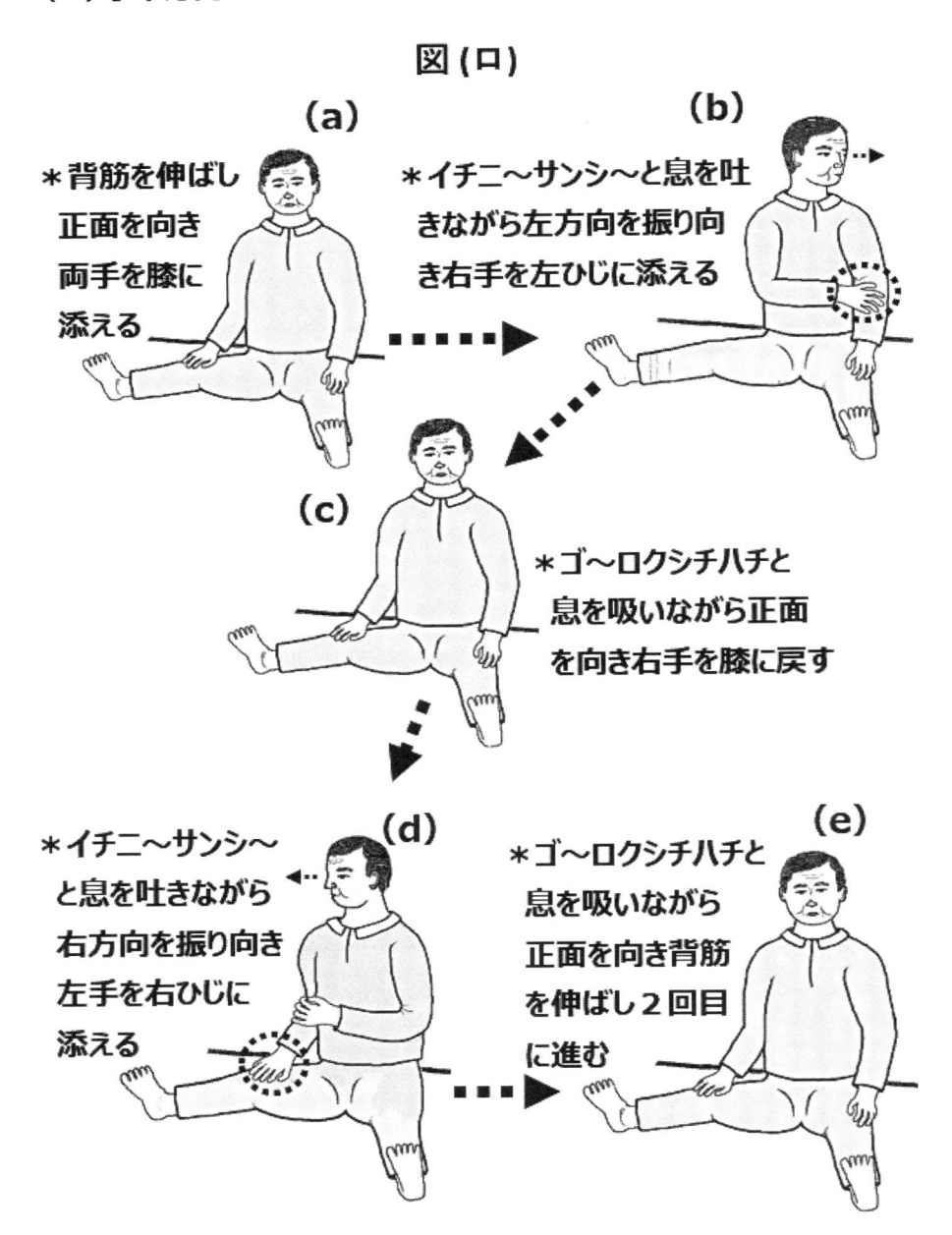

(a)

＊背筋を伸ばし正面を向き両手を膝に添える

(b)

＊イチニ～サンシ～と息を吐きながら左方向を振り向き右手を左ひじに添える

(c)

＊ゴ～ロクシチハチと息を吸いながら正面を向き右手を膝に戻す

(d)

＊イチニ～サンシ～と息を吐きながら右方向を振り向き左手を右ひじに添える

(e)

＊ゴ～ロクシチハチと息を吸いながら正面を向き背筋を伸ばし２回目に進む

（ハ）斜め後ろ上方をふり向く「ながら動」。

図（ハ）

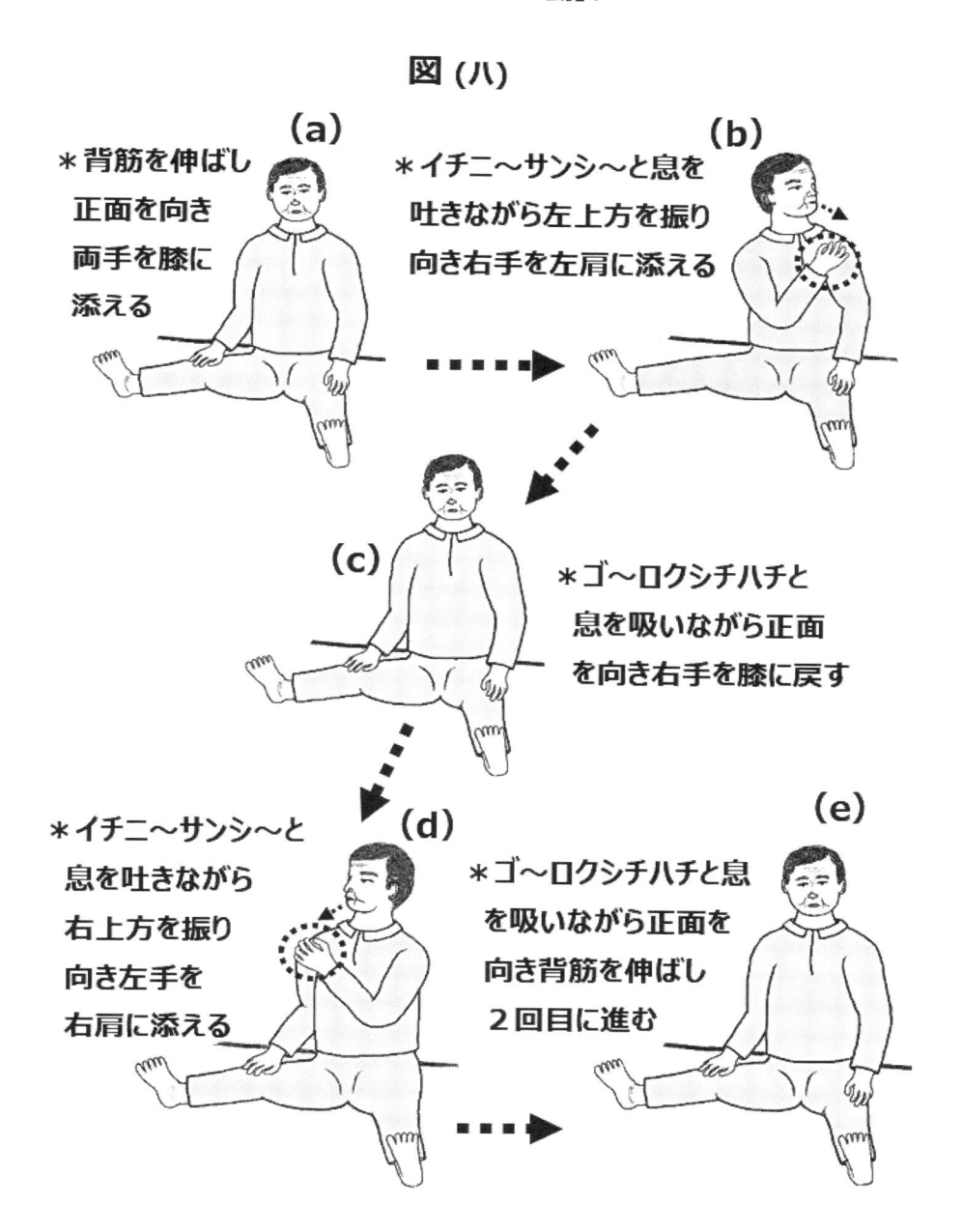

(a)
＊背筋を伸ばし
正面を向き
両手を膝に
添える

(b)
＊イチニ〜サンシ〜と息を
吐きながら左上方を振り
向き右手を左肩に添える

(c)
＊ゴ〜ロクシチハチと
息を吸いながら正面
を向き右手を膝に戻す

(d)
＊イチニ〜サンシ〜と
息を吐きながら
右上方を振り
向き左手を
右肩に添える

(e)
＊ゴ〜ロクシチハチと息
を吸いながら正面を
向き背筋を伸ばし
2回目に進む

P105の**図（ハ）：（a）〜（b）〜（c）〜（d）〜（e）**の説明。

　同じく正面を向いた姿勢**（a）**で**イチニ〜サンシ〜**と息を**吐きながら、左斜め後ろ**上方を振り向き、**右手**を膝から**左の肩**に移し換え、図**（b）**の姿勢になります。

　ゴ〜ロクシチハチと息を**吸い**ながら、肩に添えた**右手**を正面を向きながら**右膝**に戻し、図**（c）**の姿勢になります。

　続けて**イチニ〜サンシ〜**と息を**吐きながら**で右斜め後ろ上方をふり向きながら**左手**を右肩に添え、図**（d）**の姿勢になり、**ゴ〜ロクシチハチ**と息を**吸い**ながら**左手**を元に戻して正面を向き、図**（e）**に戻り、続けて左右**4回**ずつ、**計8回**行ないます。

※8回目が終わったら**基本のポーズ**になり、**次頁の〔D〕へ進みましょう！**

〔D〕 毛細リンパ管の出発点でもある**足の指先**と、**足首**から**ふくらはぎ**、**膝まわり**に刺激を与え、**血流**と**リンパの流れ**を元気にし、**老化防止**はもちろんのこと、**膝痛の改善・予防**も目指す「**ながら道**」：(イ)(ロ)(ハ)　　　　(必須2)

(イ) 足首を回しコリをほぐした後、指を**グッ**と掴んで**パ～**と開く**動き**（グッパ～）を**8回軽く**行った後、続けて同じ要領の**グッパ～**を**8回**勢いよく繰返します。

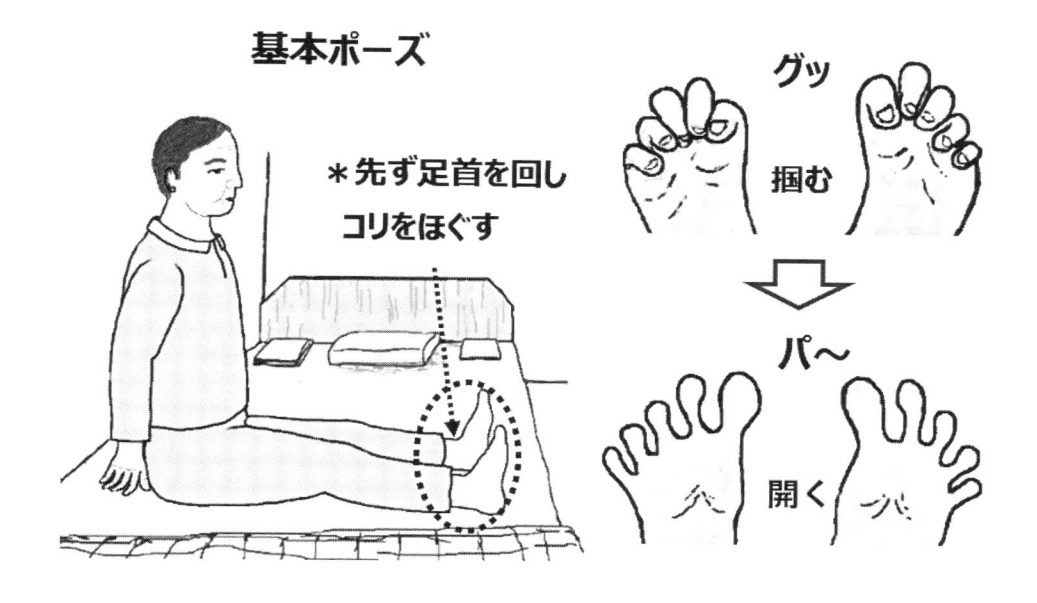

基本ポーズ

＊先ず足首を回し
コリをほぐす

グッ

掴む

パ～

開く

(ロ) **足首**を軽くもんだ後、**アキレス筋**から**ふくらはぎ**に向けての**サスリ動**を、**血流**と**リンパの流れ**を意識しながら複数回行います。

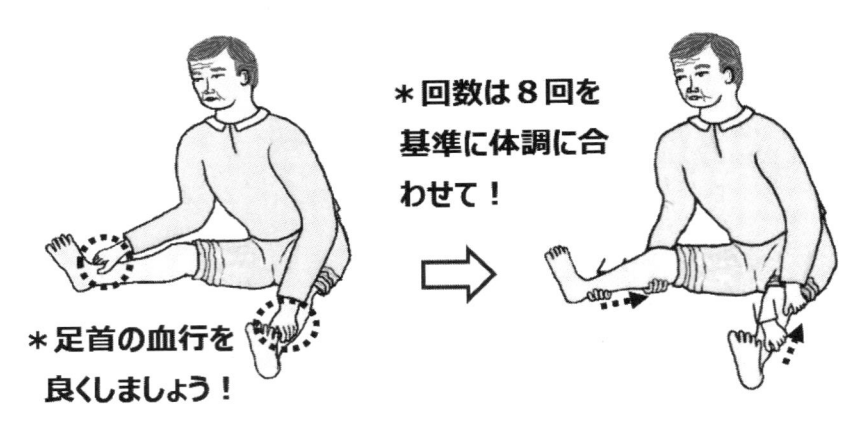

＊回数は８回を
基準に体調に合
わせて！

＊足首の血行を
良くしましょう！

＊ふくらはぎは第二の心臓とも言われているので心を込めて！

**（ハ）膝まわりの血行を良くし、膝痛の改善・予防を目的にサスリ
動を入念に行います。**

　既に**膝痛**をお持ちの方
はもちろんですが、現在
異常がない方も突然やっ
てくる膝のトラブルに備
え、痛みがある箇所を中
心にその周辺も含め、**サ
スリ動を入念に行って血
行を良くしましょう！**

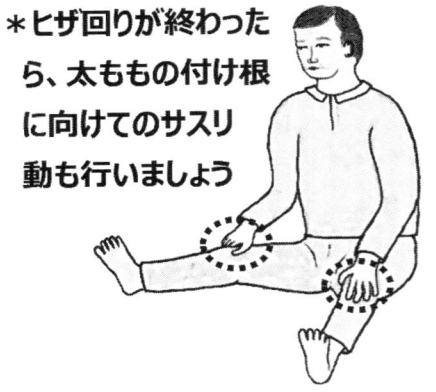

＊ヒザ回りが終わった
ら、太ももの付け根
に向けてのサスリ
動も行いましょう

　😊**サスリの箇所、強さ、回数**はそれぞれ個人差があると思うの
で、気持ちよく感じるところを目安に行いましょう！
　〔D〕の「**ながら道**」を行うとき、ここで提案していませんが、
足のツボに関する本などを活用、自分に合うツボのポイントを探
し、チャレンジするのも良いのでは？

　６０代の後半、カゼで２日ほど寝込んだ後、突然**アグラもかけない**ほどの**膝痛**に襲われ、大変苦労した時期がありました。

　その時、**素人考えですが**、**膝まわりを刺激し血行**を良くすれば、患部に**栄養**と**酸素**を充分に送り込むことができ、回復が早くなる？との素人考えで始めたのがこの「**サスリ動**」です。

　結果は２年近くかかりましたが、痛みも徐々に軽くなり、胡坐もかけるようになりました。

　膝への刺激をいろんな方法で、**日常のスキマ時間**を使って続けた結果、現状は正座も短時間であればできるほどになり、ほとんど**正常な状態**に戻っています！

　日常生活で、**起ち上がり**移動する時に、ヒザが果たす役割は、半端でないので色々と工夫し、結果として**スキマ時間**に取組める**基本動**〔１〕〜〔５〕にたどり着いた次第です。

〔E〕**上半身**への働きかけで、まずブラブラと振り**手首**をホグし、両肘を使って肩を前後に回す**動き**と、プールでの**かき分け**、**クロール**をイメージした**動き**で肩甲骨と背筋への刺激を行なった後、両肘を使い**胸の開閉**を繰り返して、**血液を製造する骨髄**が存在する**胸骨、脊椎、肋骨への刺激**を行い、**首周りをホグス動き**を加え健康寿命を延ばす目的の〔**ながら道**〕。：（イ）（ロ）（ハ）　　　（必須2）

※ここ〔E〕からは、イラストでは**床に座ったポーズ**になっていますが、ベッドの方は**腰をかけて**取組んでください！

（イ）手首、肩回り、背中をホグス「ながら動」。

　　基本ポーズで、両手を前に伸ばし（a）**手首**をブラブラと複数回振ってホグシた後（b）両肘を肩の高さに上げ**肩回し**を前後8回ずつ行い、続けて（c）両腕で軽く水をかき分ける動きの後、クロールを行う要領で上半身、主に**背筋**をホグスことを意識した**動き**を行いましょう！

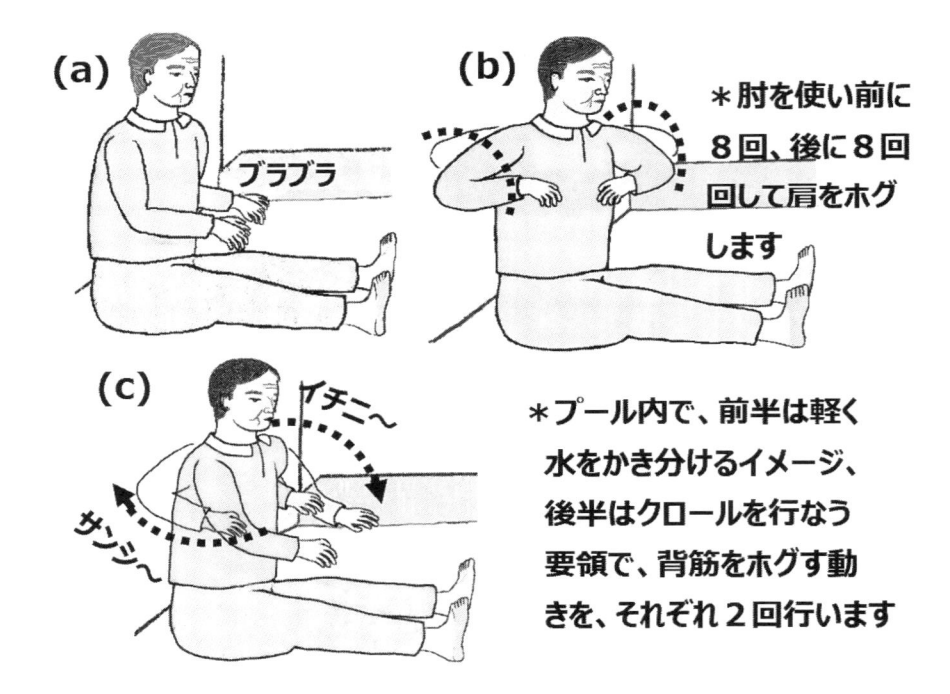

(a) ブラブラ

(b) ＊肘を使い前に8回、後に8回回して肩をホグします

(c) イチニ〜　サンシ〜

＊プール内で、前半は軽く水をかき分けるイメージ、後半はクロールを行なう要領で、背筋をホグす動きを、それぞれ2回行います

＊続けてゴ〜ロク、シチハチで1回とし2回ずつ行います！

（ロ）骨髄が存在する胸骨、脊椎、肋骨への刺激で血行を良くし、血液の製造を元気にする目的の「ながら動」。

　　両手首を腰に当て、**イチ、ニ〜、サン、シ〜**と息を吸いながら両肘を前に突きだし、**ゴ〜、ロク、シチ、ハチ**と息を吐き出し、**副交感神経**を優位にして両肘を後ろへ広げ、**胸を突**

き出す動作を、８回目標に行いましょう！

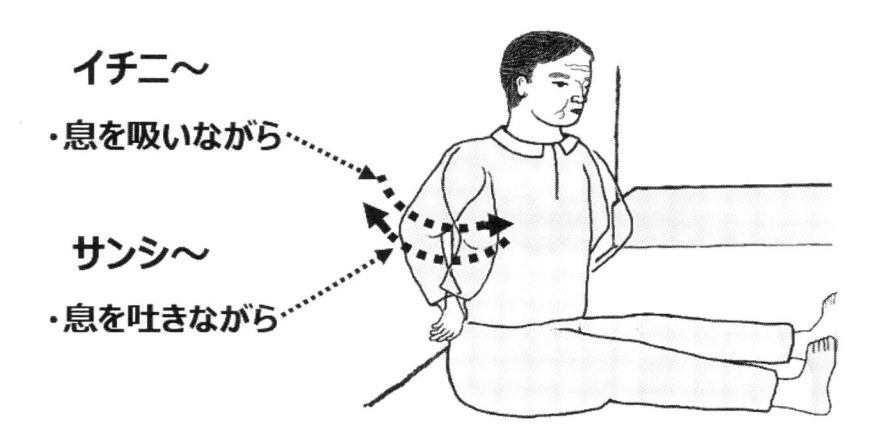

イチニ〜
・息を吸いながら‥‥‥

サンシ〜
・息を吐きながら‥‥‥

＊続けてゴ〜ロク（前）シチハチ（後ろ）で１回とし、８回を目指しましょう！

（ハ）首周りをホグス動きを、ラジオ体操の要領で、①前後②左右に首を曲げる動きを行った後、③左右を向く動きから、④左右に回す動きの順に行います。

① 前　後　　　　　② 左　右

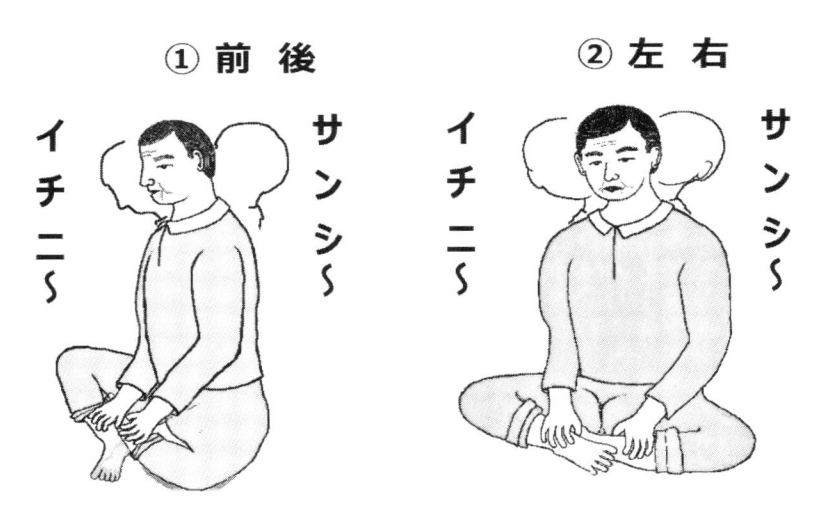

サンシ〜　イチニ〜　　　サンシ〜　イチニ〜

③左右を向く動き

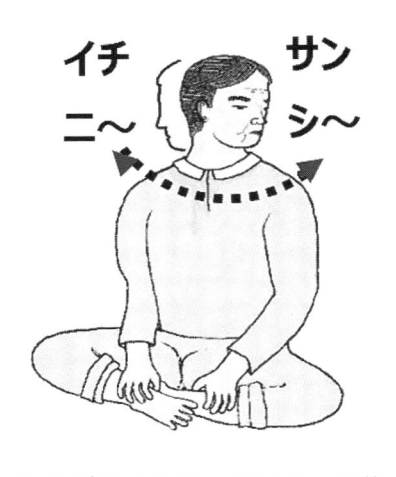

イチ

ニ〜

サン

シ〜

④左右に回す動き

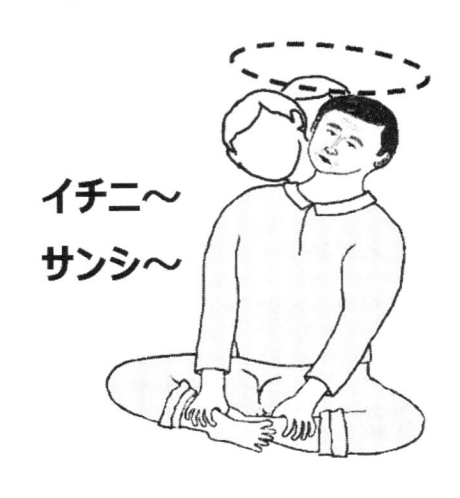

イチニ〜

サンシ〜

＊それぞれ**イチニ〜サンシ〜**の後、**ゴ〜ロクシチハチ**と続けて１回とし、2〜3回行いましょう！

＊イラストでは足首を掴んでいますが、足を伸ばしたままでもOKです。

＊最初に述べたように、ベッドで寝ている方は、右のイラストのように、ベッドの端を椅子替わりにして取組む方が、楽にできると思うので、お勧めです。

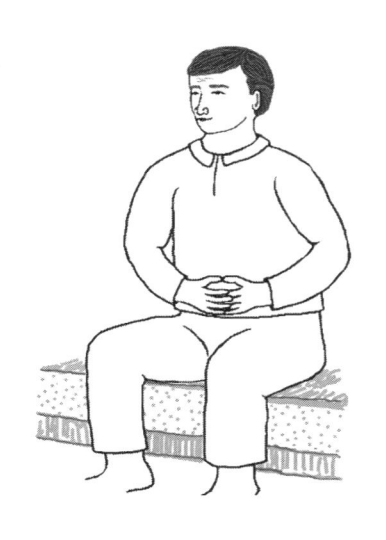

❸ 寝床の上での「ながら道」を終え、床を離れ次の動きまでの**スキマ時間**で行なう「ながら道」：〔A〕〔B〕

〔A〕 壁に向かい**腰回りの引き締め**を狙った**ヒネル動き**の中に、**老化**によって**進む飲み込む力の衰え**を、**改善**する目的の**動作**（大きく口を開く）を併せて行う「**ながら道**」。

（必須2）

イチニ〜サンシ〜　　　　　ワ〜〜

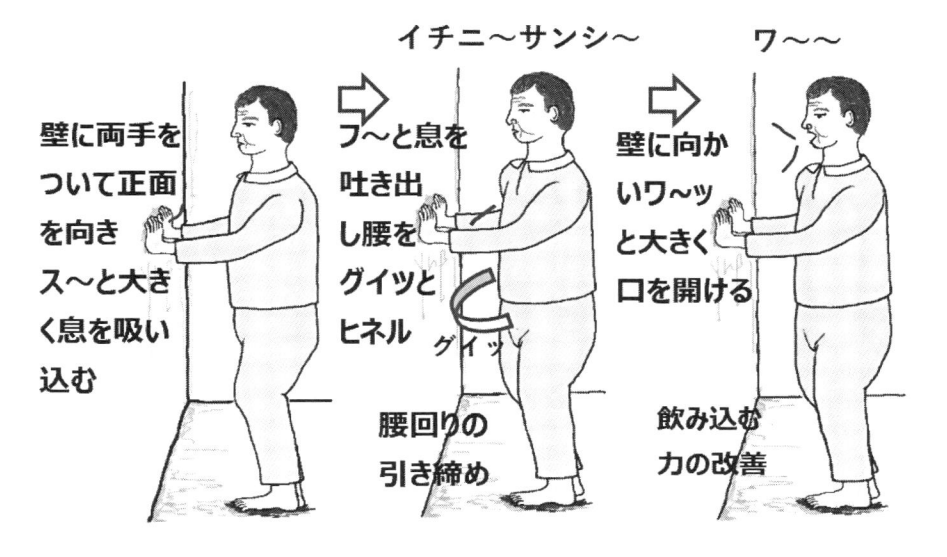

壁に両手をついて正面を向きス〜と大きく息を吸い込む

フ〜と息を吐き出し腰をグイッとヒネル

グイッ

腰回りの引き締め

壁に向かいワ〜ッと大きく口を開ける

飲み込む力の改善

＊**イチニ〜サンシ〜**と息を**吐き**ながら、顔は正面を向いたまま腰を**グイッ**と左へ**ヒネリ、大きく口を開けて**、**ワ〜〜**と叫んだ後で、息を吸い込みます。

その流れで**ニ〜ニ〜サンシ〜**と息を吐きながら、腰を**グイッ**と**右**へ**ヒネリ**、同じく壁に向かい**大きく口を開けて**、**ワ〜ッ**と叫んだ後で、息を吸い込みます。

次も同じく、**サンニ〜サンシ〜**（左）、**ヨンニ〜サンシ〜**（右）、**ゴ〜…**（左）、**ロク…**（右）、**シチ…**（左）、**ハチ…**（右）と**左4回、右4回、合計8回**繰返しましょう！

飲み込む力の衰えを感じ始めたころ、**口を大きく開ける**ことで改善できるとのTV番組を見たのですが、実行するタイミングが難しいな〜と感じていたとき、次に目についたのが、**腰をヒネル動き**でお腹周りの改善ができるというTV番組でした！

この二つの画面を組み合わせることで、**お腹周りの改善と飲み込む力の改善**を無理なくできるなあ〜と思ったのが、始めたきっかけです！

〔B〕 次の動作に移る前に、**ながら起ちの基本動〔1〕**を行います。 （必須1）

両足を肩幅より**少し広め**、つま先は少し**外向き**、ヒザを軽く**曲げた姿勢**で始めます！

①**イチ**で**両腕を前に軽く振る**と同時に**両ヒザの曲げ伸ばし**を行い、**ニ〜**に進みます！

②**ニ〜**で**両腕を後ろに軽く振る**と同時に**両ヒザの曲げ伸ばし**を行い、続けて**サン、シ〜、ゴ〜、ロク、シチ、ハチ**と進みます！
イチ……ハチを**ワンセット**にして8〜10回を目指

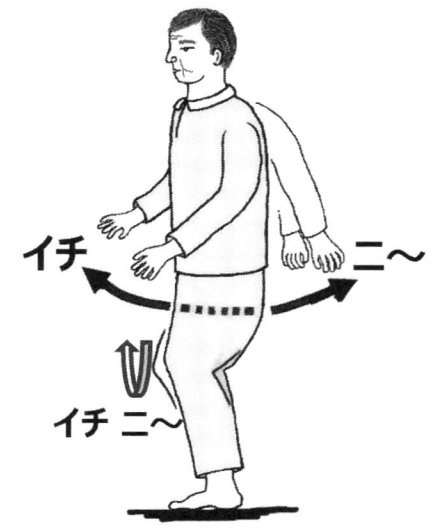

し、ヒザが温まってきたら、**腕の振り**と**ヒザの曲げ伸ばし**を徐々に大きくしていきましょう！

😊この**基本動**で大切なことは、**重心**を**ヒザの内側**で受け止め、**外に逃げない**ようにすることです！

> **ひとりごと** 。
>
> 　痛めたヒザを**補強する目的**で始めましたが、効果は思った以上、**ヒザ**だけでなく**体の芯も強化**され、**日常の立ち居振る舞い**が随分と楽になりました！

4 朝と夜の体重測定時の**スキマ時間**を活用して 行なっている「**ながら道**」：〔A〕〔B〕〔C〕 （**必須1**）

😊現場に利用可能な**台**がなければ、近くにある**流し台**や**椅子の背もたれ**、**机**などを利用して行ないましょう！

〔**A**〕 両の手で台を支え、**斜めに起った姿勢**で、**足の指先**を目一杯**開いた状態**にして、**イチ**で**ふくらはぎ**を使って、**カカト**を思いっきり上げて指先に重心をかけ、**ニ〜**で元に戻します。

　続けて**サンシ〜**、**ゴ〜ロク**、**シチハチ**と**同じ動作**の繰り返しを**ワンセット**とし、 2〜3回行いましょう！
　狙いは、**第2の心臓**と言われている、**ふくらはぎ**に刺激を与え、**血行を活性化**することを目標にしています！

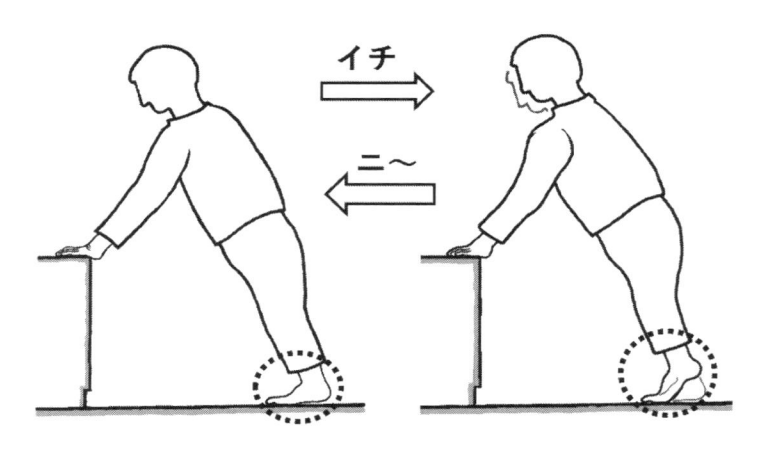

＊**イチニ〜**、**サンシ〜**、**ゴ〜ロク**、**シチハチ**と 2〜3回、ふとももを意識し、繰り返しましょう！

〔B〕 **噛み締める呼吸法**を使い、今回その存在を知ることに なった**筋膜の活性**を目的にして行う**「ながら動」**。

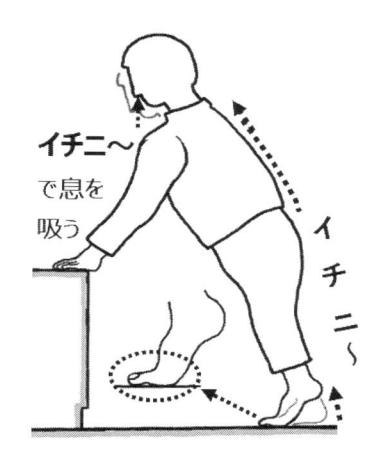

イチ二～
で息を
吸う

イ
チ
二
～

①**台**に両手を置き、肩幅で起ち、 **イチ二～**で大きく**息を吸い**なが ら、**背筋**を**伸ばして身体**を**固め**、 **ツマ先起ち**になります！

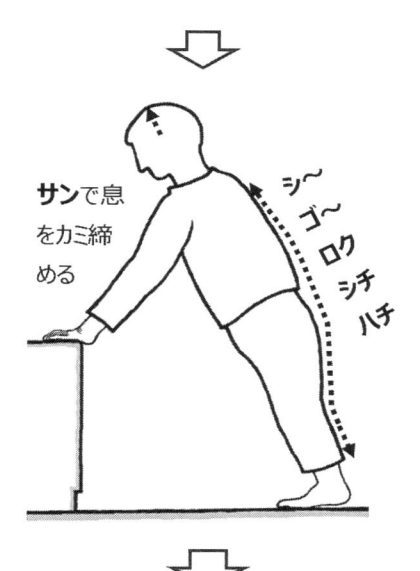

サンで息
をカミ締
める

シ～
ゴ～
ロク
シチ
ハチ

②**サン**で息を噛み締め、**シ～ゴ～** で**頭の位置**は**そのまま**で、**お尻** から**ふくらはぎ**の**下半身**を**伸ば す**気持ちで、**カカト**をグイッと 降ろす！
　そのまま続けて、**ロク、シチ、 ハチ**と**背筋**を強く**伸ばし**、体を 固めます！

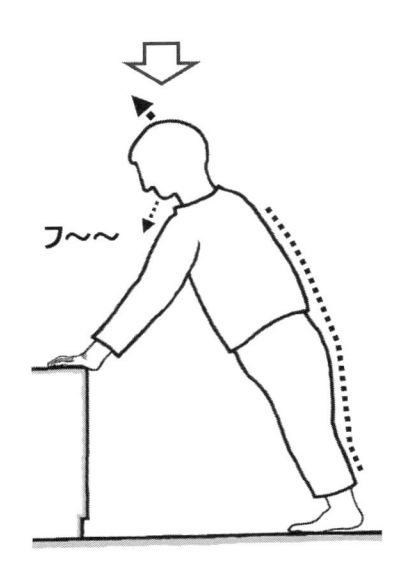

③**体を固めた状態**のままで、**フ〜〜**と頭の先から息を**吐き出し**、**背面**から力を抜きながら、**副交感神経**を優位にし、**赤筋**（遅筋）に刺激を与えて、**毛細血管**を元気にし、**筋膜**の**活性化**を目指します！

😊この**動きのポイント**とその**狙い**は、背筋を強く伸ばした状態を保ったまま、**息を吐くとき**に発生する**副交感神経の働きを活用**、主に**背筋側の筋膜**や**インナーマッスル**の**赤筋**に刺激を与え、**立ち居振る舞い**が、楽にできるような**体力改善**も目指しています。

〔C〕 台や椅子の背もたれ等を利用した**腕立て**を、①**丹田**、②**腰回りの筋肉**、③**背筋**を意識した**3通りの方法**で行い、日常の行動を**スムーズ**にこなせる**体力づくり**と、丹田を意識した刺激で、**内臓の活性化**も目指す「**ながら動**」。

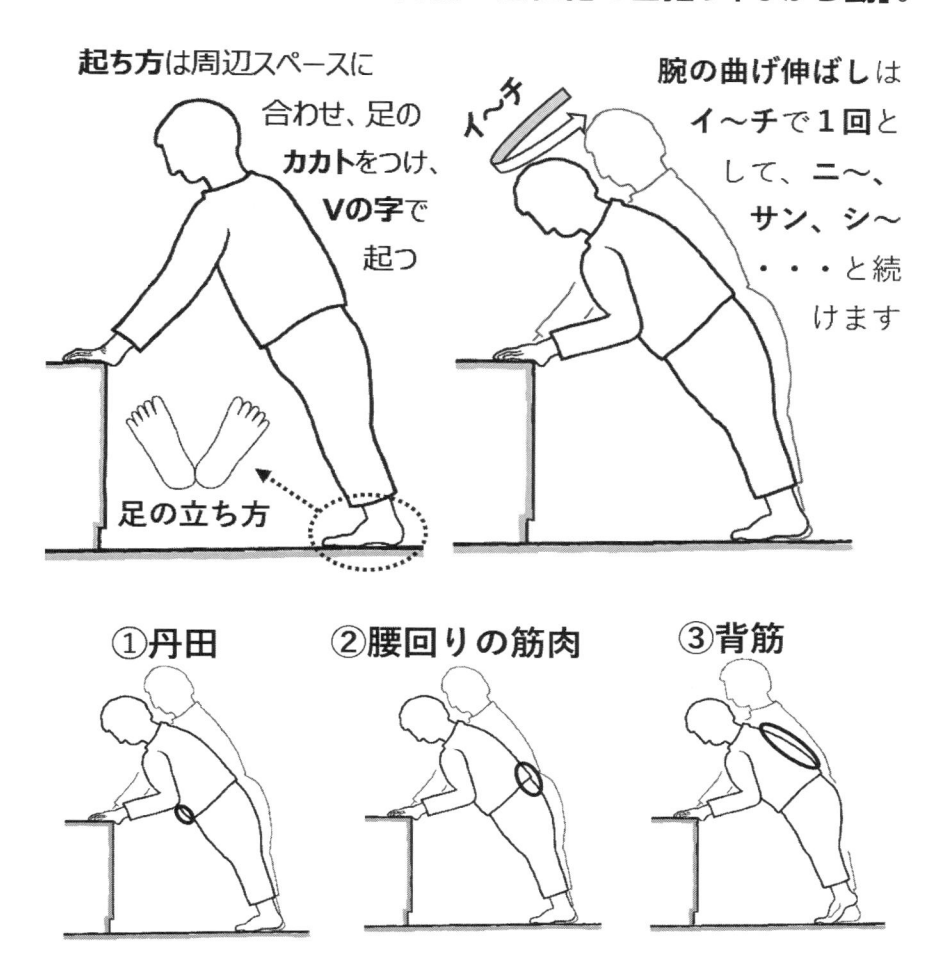

起ち方は周辺スペースに合わせ、足の**カカト**をつけ、**Vの字**で起つ

足の立ち方

腕の曲げ伸ばしは イ〜チで1回として、ニ〜、サン、シ〜・・・と続けます

イ〜チ

①丹田　②腰回りの筋肉　③背筋

😊**3通り**とも同じく、腕を伸ばし**起き上がる**ときに、上図の印を入れている**位置**を、**キュッと絞めた**時発生する力を、**活用**して起き上がることで**体力づくり**と**内臓の活性**を目指します！

5 朝、パジャマから普段着に着かえるときできる スキマ時間を利用して行なう「ながら動」：
①〜⑦ **（必須2）**

＊この**スキマ時間**では、体の動きをほとんどカバーしている**ラジオ体操**から、数種類をピックアップし実行しています！

日常生活で、使うことが少ないと思われる部位を意識し、**7 種**を選び取組んでいますが、日常の動きは人それぞれ違うと思うので、各人の事情に合わせ決めてください！

😊参考までに筆者が取組んでいる内容を披露します！

①肩を回す動き　　②体をヒネル動き
③側面を伸ばす動き　　④上半身を回す動き
⑤軽いジャンプ　　⑥四股の姿勢で足を伸ばす動き
⑦四股の姿勢で背中をヒネル動き

①肩を回す動き　　　　　　②体をヒネル動き

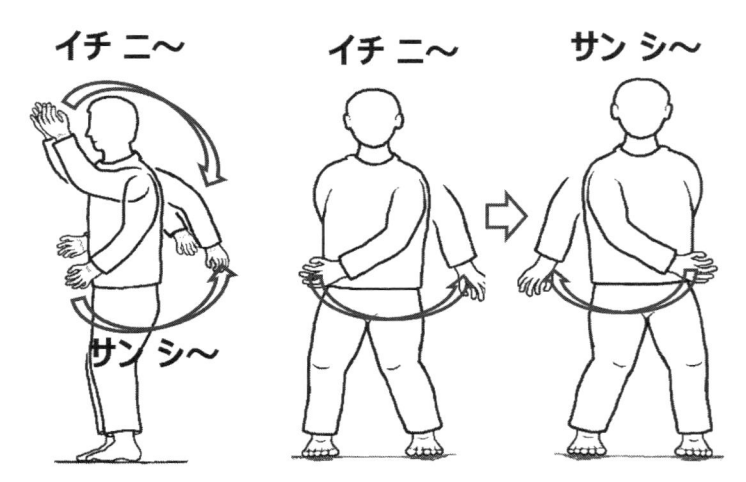

③側面を伸ばす動き

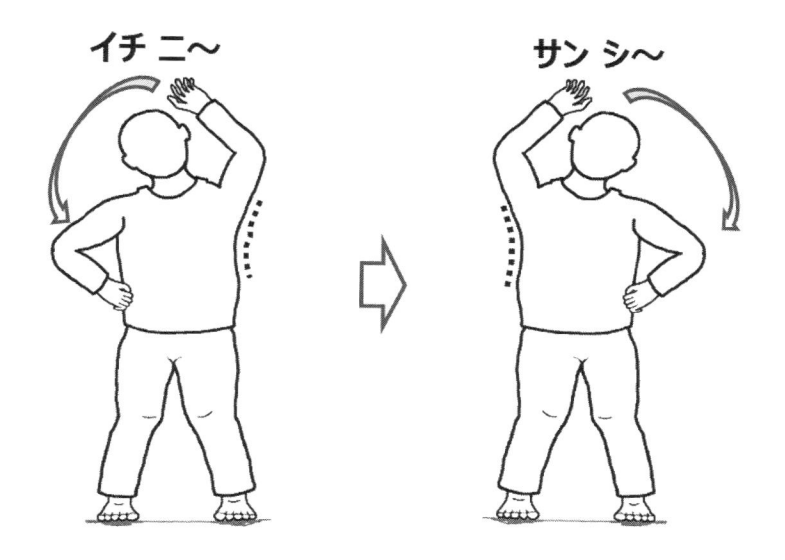

イチ ニ～　　　　　　　　サン シ～

④上半身を回す動き

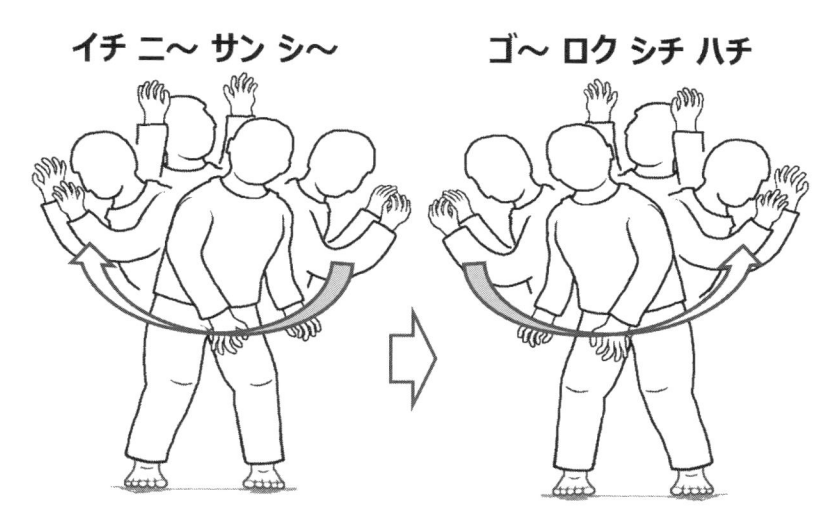

イチ ニ～ サン シ～　　　　　ゴ～ ロク シチ ハチ

＊若いときみたいにスムーズにできませんが、指先を目で追いながら、回
　す動作を続けていると、様になってくるようです！

⑤軽いジャンプ

自分の体力に合わせて最初はカカトを上げる程度から始め、徐々
　に強めに跳び回数も増やしていきましょう！

＊百歳の自分がジャンプしている姿を想像しながら続けています！

⑥四股の姿勢で足を伸ばす動き

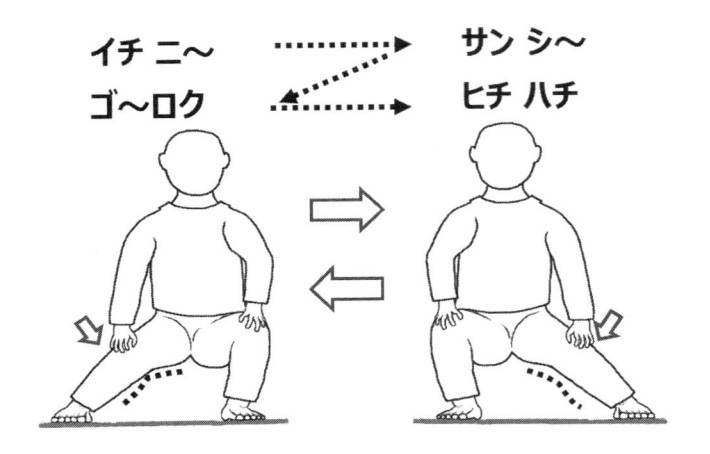

イチ ニ〜　サン シ〜
ゴ〜ロク　ヒチ ハチ

⑦四股の姿勢で背中をヒネル動き

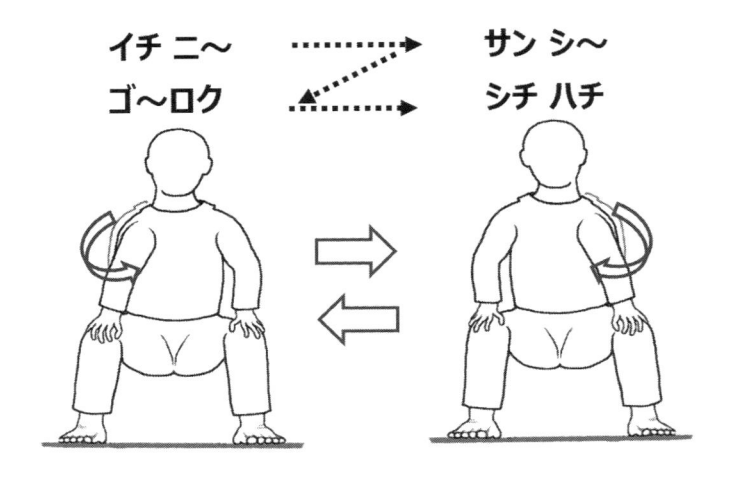

イチ ニ〜　サン シ〜
ゴ〜ロク　シチ ハチ

　この**動作**を始めたキッカケは**左耳**に**突発性難聴**が発生したこ
とです！

　突発性難聴の発症原因は分かっていないようですが、両方の
耳が同時に発生することはないので、普通に生活を続けること
ができるのですが、**筆者の場合**は右耳も数年前からほとんど聞
こえない状態だったため**両耳**とも**聞こえず**、しばらくは筆談で
対応しましたが、特に電話が使えず大変困ったことを覚えてい
ます。

　幸い突発性症状の治療薬として頂いた、錠剤を飲み続けた結
果、一週間ほどで少しずつ改善していきましたが、当時筆者が
感じたことは下記の２点でした。

1)　当時の筆者は**肩こりがひどく**、月に数回はマッサージ通い
　　をする状態で、**難聴が発生した朝**も肩こりが非常にきつ
　　かったので、**肩こりも原因の一つでは？**と思った次第です。

2)　**2点目**は就寝中、**耳を押さえつけた姿勢**でぐっすりと**長時
　　間**寝ていたのでは？と感じたことです。

　この流れの中で、**肩こり**を何とかしなければと思っている時
に、次ページ〔**A**〕の①で紹介している **「ながら動」**の**動作**を
テレビで眼にし、取組んでみたのが始まりです。

　おかげで現在は**肩こり知らず**になり、マッサージもご無沙汰
になっていて快調！

　2点目の耳を押さえつける寝相も、額のラインを枕に当てた
姿勢で寝ることに徹底しています。

　正常で**元気な百歳**を迎えるためにも**毎日**頑張っています！

6 日常生活のいろいろな場面でできる、スキマ時間を活用して取組む「ながら道」：〔A〕〔B〕〔C〕 （必須1）

〔A〕TV鑑賞や読書等、くつろいで座っている時や、パソコン操作時にできる**スキマ時間**に行う「**ながら道**」：①②

①座った姿勢で、**首から肩**に発生する**コリ**や**シビレ**を**ホグス**ために、突発性難聴がキッカケで始めた**動き**です。

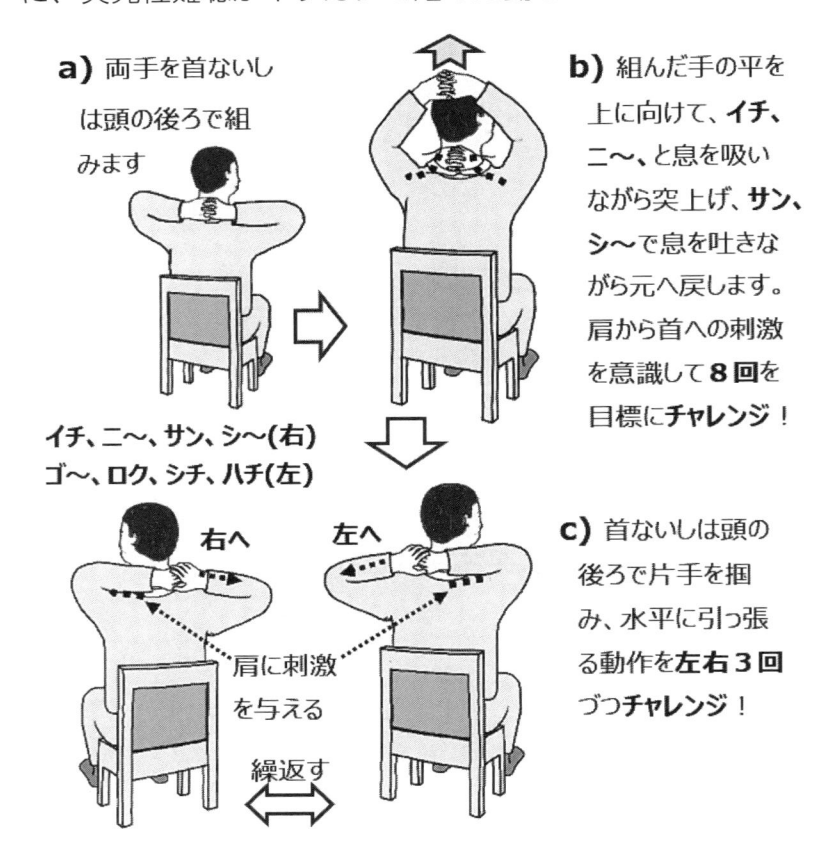

a) 両手を首ないしは頭の後ろで組みます

b) 組んだ手の平を上に向けて、**イチ、ニ〜、**と息を吸いながら突上げ、**サン、シ〜**で息を吐きながら元へ戻します。肩から首への刺激を意識して**8回**を目標に**チャレンジ**！

イチ、ニ〜、サン、シ〜(右)
ゴ〜、ロク、シチ、ハチ(左)

右へ　左へ

肩に刺激を与える

繰返す

c) 首ないしは頭の後ろで片手を掴み、水平に引っ張る動作を**左右3回**づつ**チャレンジ**！

②**座った姿勢**が続く時、首、背中から腰にかけて発生する**コリ**や**シビレ**を**ホグス**ことと**強化**が目的の**「ながら動」**で、下記のa）b）c）d）の手順で行います。

a）腰や背中に疲れを感じた時、お尻を前に**ズラシ**、背中を背もたれに当てて、下図（イ）の姿勢になってはじめます。

b）息を整えて両手を軽く組み、足は**つま先立ち**になります。

c）軽く吸った息を**キュッ**と噛み締めると同時に、**丹田**と腰から**背筋のライン**を爪先で支え、**グイッ**と**絞め上げ**5秒間ほど続けた後フ〜と息を抜きます！

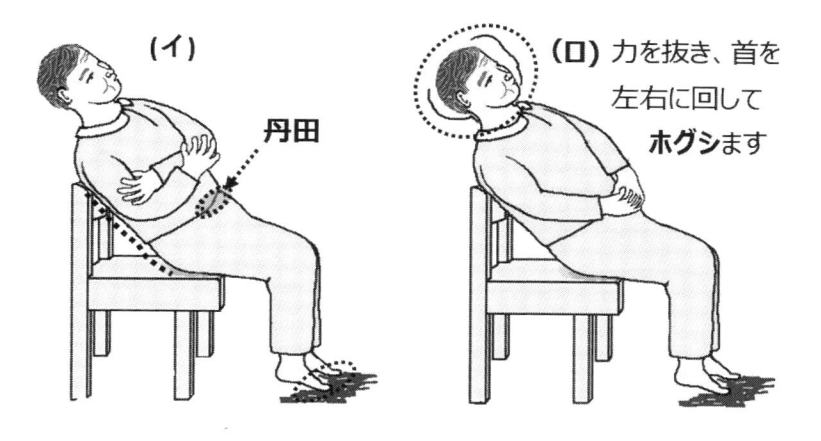

（イ）　丹田

（ロ）力を抜き、首を左右に回して**ホグシ**ます

d）以上の動作を数回繰り返した後、（ロ）の姿勢になって力を抜き、首を左右に回し**ホグシ**ます。

　☺この**6**の〔A〕「**ながら動**」は取組みやすい**動作**なので、回数は少なくても、**取組む機会**を**多く**すれば効果大。肩こりがひどかった筆者も現在は**マッサージ不要**になっています！

〔B〕 家事をしているときにできる**スキマ時間**、例えば、沸き
あがり、炊きあがり、レンジのタイムアップ等の調整時
間で行う**「ながら起ちの基本動」**。…a）b）c）

a） 基本動〔**2**〕を選び、沸きあがり、炊きあがり、レンジのタ
イムアップ等の経過を見ながら行ないます！

　　踏み出した足の膝に、重心をかける動きの繰り返しで、主
に**ツマズキ**と**歩く力**の**維持改善**が目的です。

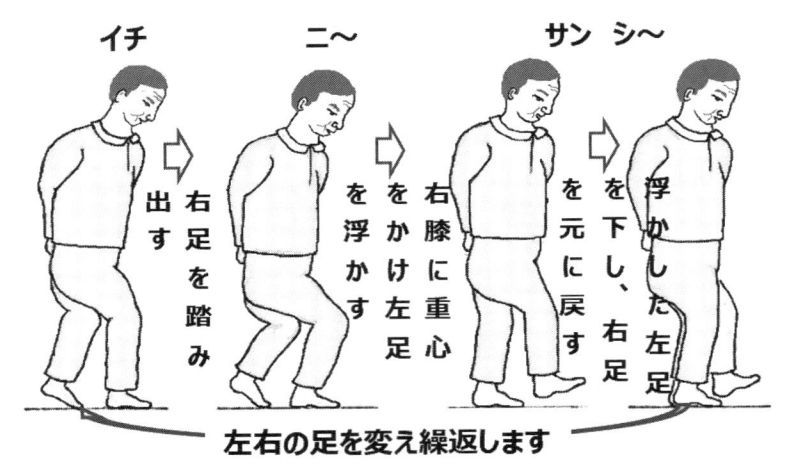

イチ　　　　ニ〜　　　　　サン　シ〜

右足を踏み出す

右膝に重心をかけ左足を浮かす

を元に戻す

浮かした左足を下し、右足

左右の足を変え繰返します

b） 短時間の中で行なうの
で、**基本動**の中から**ツ
マズキ**に効果がある**基
本動〔4〕**を選んで行
います！

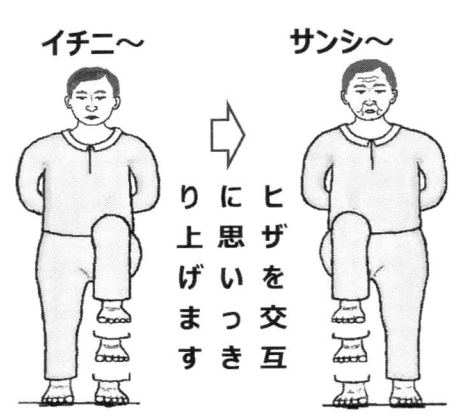

イチニ〜　　　　　サンシ〜

ヒザを交互に思いっきり上げます

126

c） 歳を重ねることで以外と固くなっている、**足首**と**背筋**の**柔軟**
さを取り戻すことを目標に、**基本動〔5〕**を行います。

　　息を吐きながら全身の力を抜き、背筋をまるめるイメージ
で座り込み、お尻の**上げ下げ**の**動き**を８回行った後、**ヒザ**を
内側に締めて**起ちあがる動き**を繰り返します！

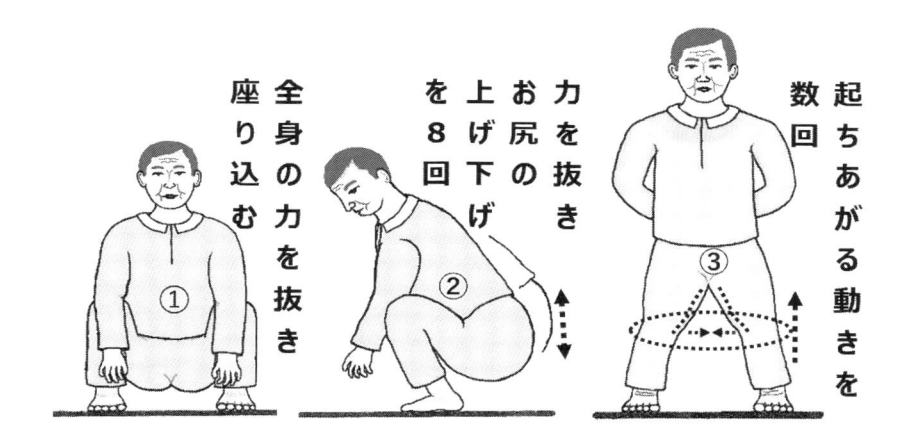

＊慣れてきたら、②のお尻の上げ下げを、ヒザを少し伸ばして行うと、下
　半身の強化が更に期待できます！

〔C〕 諸々の用事で室内を移動する場合、例えばトイレ等へ 移動中や着席前に行なう**「ながら動」**。…a）b）c）

a）諸用で**室内を移動する**ときに行う「ながら動」。

基本動の中から**基本動〔3〕**を選び行います。

スピードスケートのスタイルを**イメージ**、腕は楽に後ろで組んで、ヒザを軽く曲げ、左右のヒザに重心を交互にかけながら進みます！

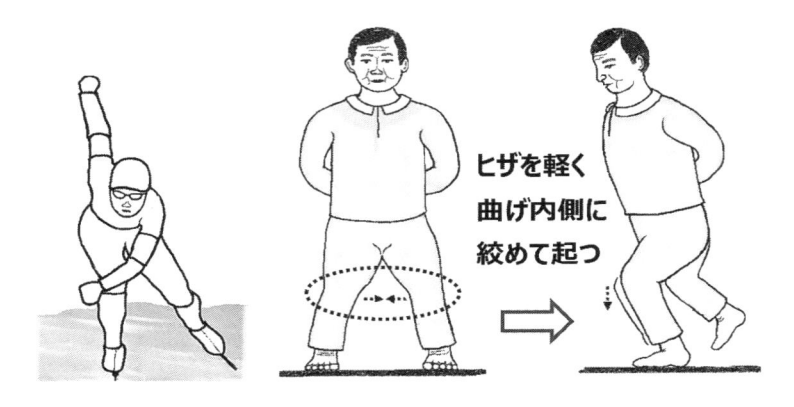

ヒザを軽く 曲げ内側に 絞めて起つ

＊あまり急がず**ユックリと歩く感じで**行ないましょう！

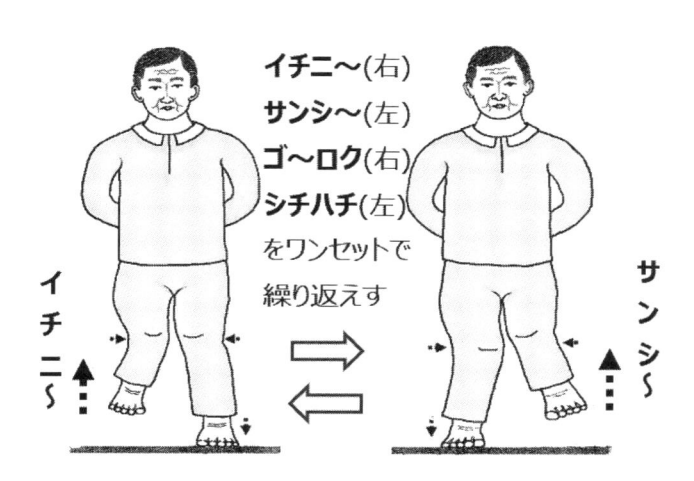

イチニ〜(右)
サンシ〜(左)
ゴ〜ロク(右)
シチハチ(左)
をワンセットで
繰り返えす

イチニ〜

サンシ〜

b） 席に戻って、**座る前**に行なう「**ながら動**」。

　　ラジオ体操の中から**四股の姿勢**で**足を伸ばす動き**と**背中を**
ヒネル動きのどちらか、あるいは**基本動**の中から〔5〕を選
んで行いましょう！

＊四股の姿勢になり足を伸ばす動きを2〜3回行います！

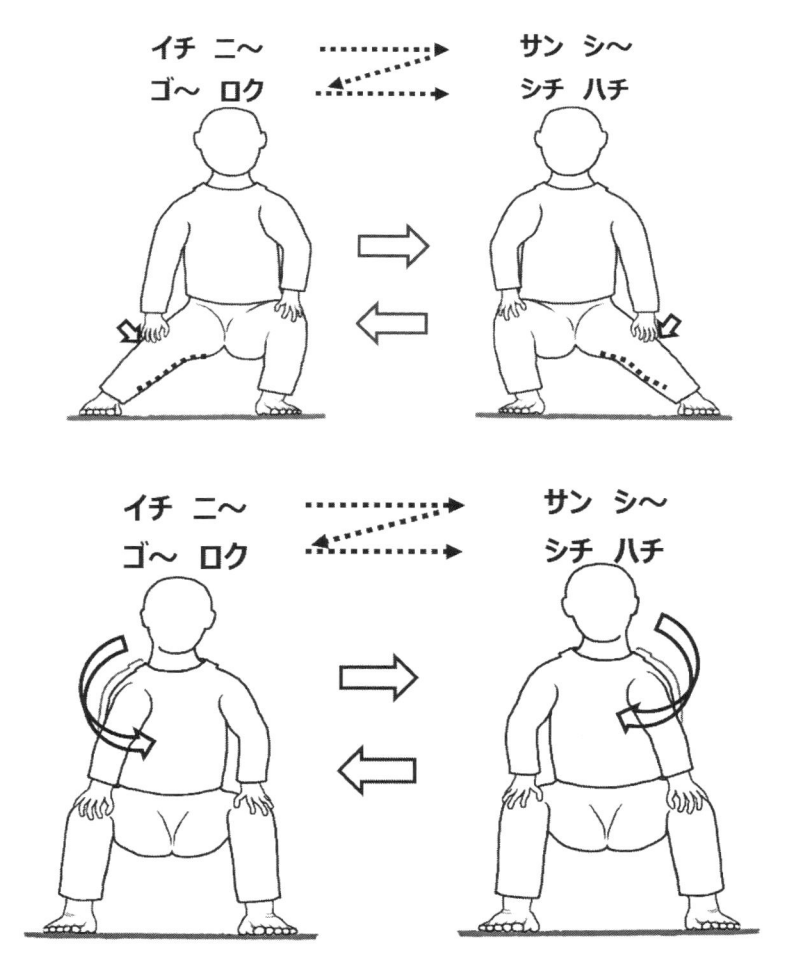

イチ ニ〜　　　　　　　　サン シ〜
ゴ〜 ロク　　　　　　　　シチ ハチ

イチ ニ〜　　　　　　　　サン シ〜
ゴ〜 ロク　　　　　　　　シチ ハチ

＊四股の姿勢で背中をヒネル動きを2〜3回行います！

＊基本動の中から〔5〕を選び、椅子に座る前に2〜3回行ないます！

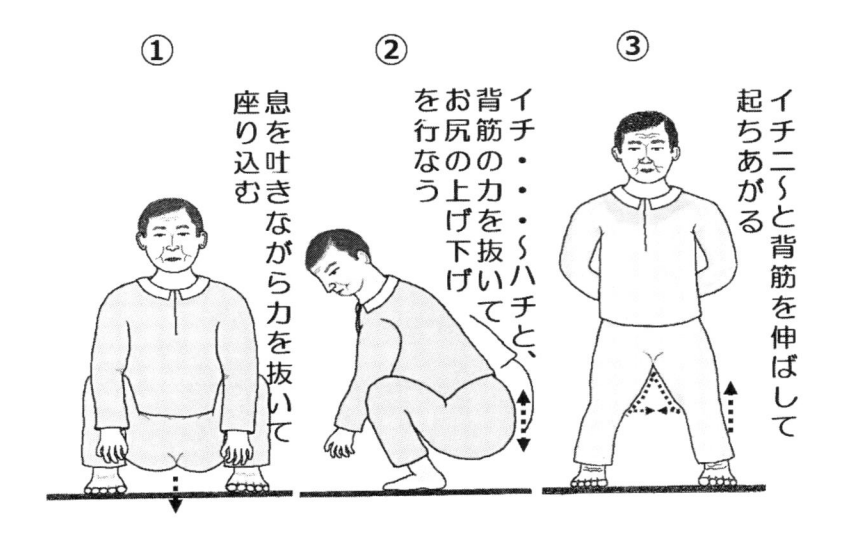

① 息を吐きながら力を抜いて座り込む

② イチ・・・〜ハチと、背筋の力を抜いてお尻の上げ下げを行なう

③ イチニ〜と背筋を伸ばして起ちあがる

　😊取組み始めてしばらくは、足首の関節が固くて座れない人が多いと思いますが、一日1回でいいので、毎日続けていると、ペタ〜と座れるようになります。

　筆者の場合は約半月で座れるようになりました。

7 入浴中に湯船の中で温まりながら、**血行アップ**を目的に行なう「**ながら動**」：〔A〕〔B〕　　　（必須1）

〔A〕 汗を流した後、湯船で温まりながら**手足の指**に行う**血行**を促す**動き**を行う「**ながら動**」。

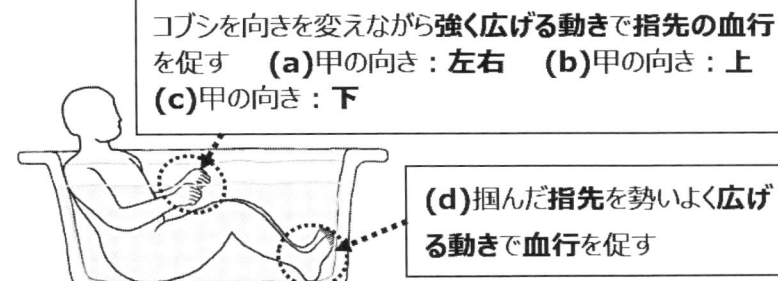

コブシを向きを変えながら**強く広げる動き**で指先の血行を促す　**(a)**甲の向き：**左右**　　**(b)**甲の向き：**上**　**(c)**甲の向き：**下**

(d)掴んだ**指先**を勢いよく**広げる動き**で**血行**を促す

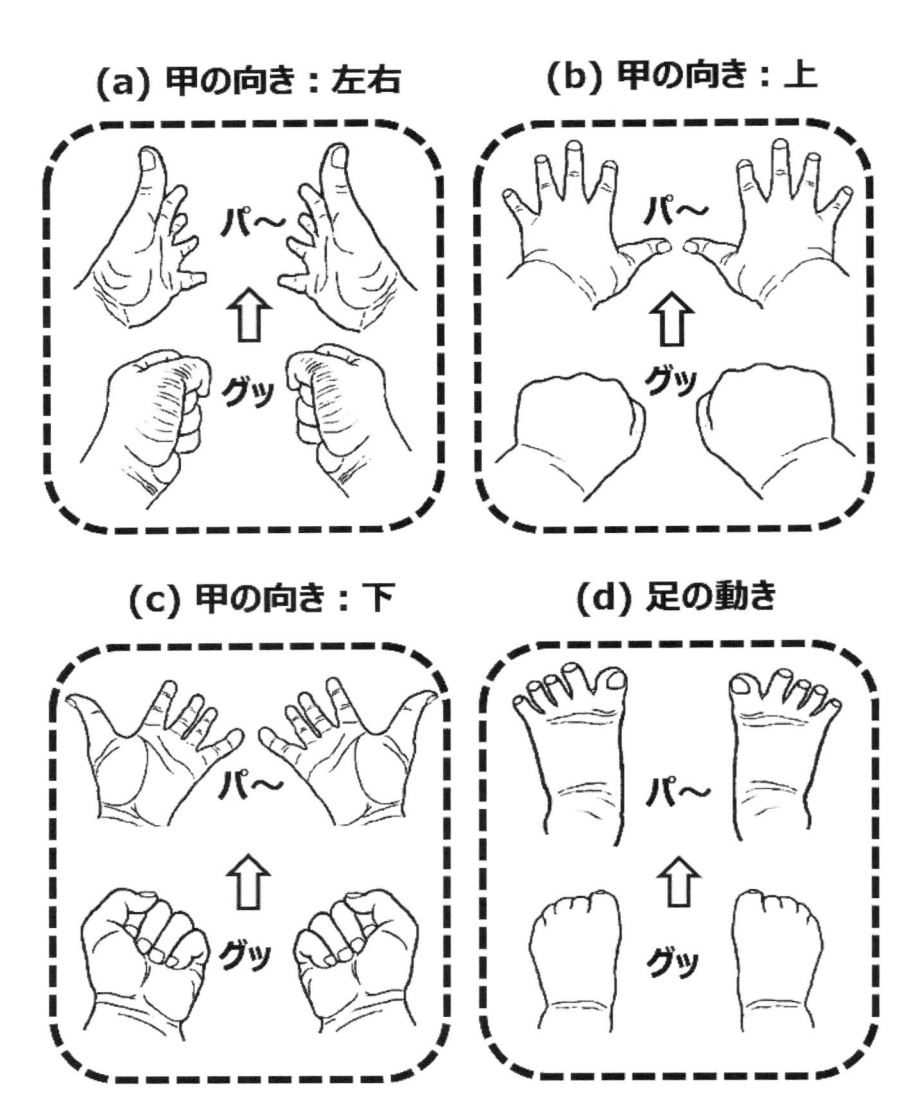

(a) 甲の向き：左右

パ〜

⬆

グッ

(b) 甲の向き：上

パ〜

⬆

グッ

(c) 甲の向き：下

パ〜

⬆

グッ

(d) 足の動き

パ〜

⬆

グッ

　☺**小指**からたたみ**親指**で押さえて強いコブシをつくり、指先を**パ〜**と勢いよく開き、**血流**が指先にしっかり届くよう、意識して行います。

　回数は各パターン**10回**ずつから始め、**20回**を目指しますが、ひと月も続けると**血流と握力のアップ**を感じますよ！

〔B〕 洗いが終わり、**湯船**で温まりながら、**ふくらはぎ**から**お尻**にかけて刺激を与える「**ながら動**」。

☺首と足首を支点にし、**イチニ〜サンシ〜**と**息を吸い**ながらお尻を突き上げ、**ゴ〜ロクシチハチ**で**息を吐き出し**ながらお尻を元に戻し、続けて複数回（10回）繰り返します。

＊お尻から太もも、ふくらはぎにかけての**スタイル改善**も期待し、実行中です！

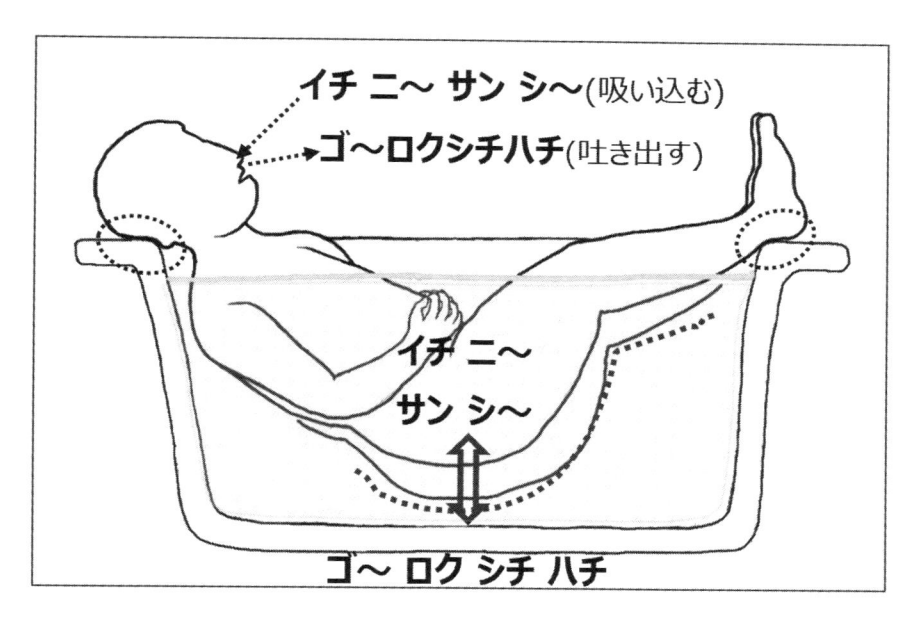

＊終わったら、全身の力を抜き息を整えながら温まり、次へ進みましょう！

　筆者の場合、浴場を出て洗面所に移動、歯磨きを済ませた後の**スキマ時間**を活用、朝晩に行っている**「ながら動」**を行い、体重測定をした後、パジャマに着かえています。

8 就寝前に寝床内で行なう「ながら動」。

　就寝前なので激しい動きを避け、手足を含めた体全体の**血行**と**リンパの流れ**を**スムーズ**にし、良質な睡眠を得るために**朝**、取組んでいる「ながら道」のなかから〔A〕〔B〕〔D〕〔E〕〔F〕〔G〕を選び取組んでいます！

〔A〕 寝ながらの**基本ポーズ**で足首をホグシた後、両足の指先のスリ合わせを繰り返し刺激することで、**血行**と**リンパの流れを元気にする「ならし動」**。　　（必須1）

背筋伸ばしのポーズ　　　　足首のホグシ　　　指先のスリ合わせ

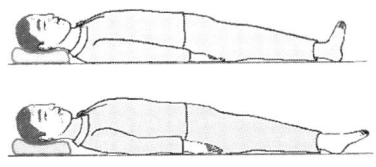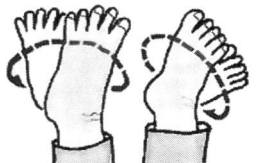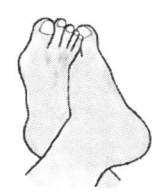

＊詳細についてはP63〜65の〔A〕を参照してください！

〔B〕 同じ**基本ポーズ**で、指先の**関節ホグシ**と指先の**スリ合わせ**で**血行**と**リンパの流れ**を促す「**ならし動**」。　（必須1）

指先の関節ホグシ　　　　　指先のスリ合わせ

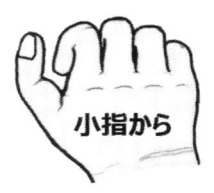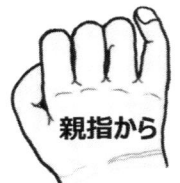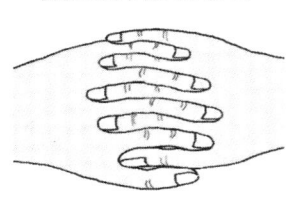

小指から　　　親指から

＊詳細についてはP66〜68の〔B〕を参照してください！

〔D〕 **基本ポーズ**で両肘を使い、肩を**下から上、上から下に回す動き**で肩回りの**筋肉**と**関節**を**ホグシ**、**血行**を元気にすることを目的にした**「ならし動」**。　　　　（必須1）

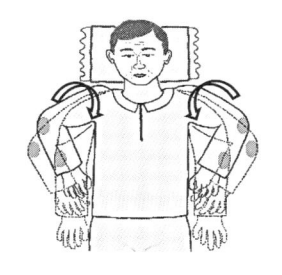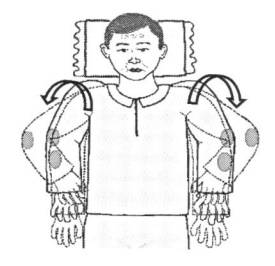

＊詳細についてはP71の〔D〕を参照してください！

〔E〕 **ヘソから下のリンパの流れ**に沿って、**下腹部**を優しく刺激し流れを促す**「サスリ動」**。　　　　（必須1）

ヘソから　　　　　外から　　　　　リンパの流れ

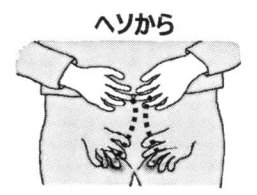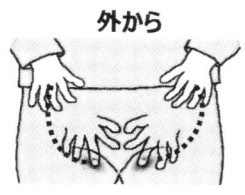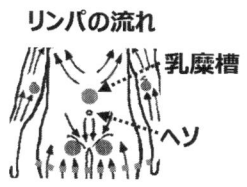

乳糜槽

ヘソ

＊詳細についてはP72〜73の〔E〕を参照して下さい！

〔F〕 **ヘソから上のリンパの流れ**を意識して、**顔面**と**耳の下**から**鎖骨のクボミ**、**耳の後ろ**から**肩先**、そして**胸回り**を優しく刺激して流れを促す**「サスリ動」**。　　　　（必須1）

顔面　　　　耳下から鎖骨　　　耳の後から肩　　　胸回り

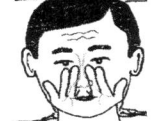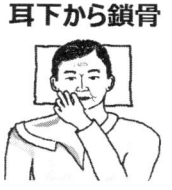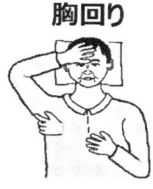

＊詳細についてはP74〜78の〔F〕を参照して下さい！

〔G〕 ミゾオチとヘソの中間にある乳糜槽に、重ねた手の平を優しく押し当て、リンパ液を静脈へスムーズに送り出す働きの保善が目的の「ながら動」。

(必須1)

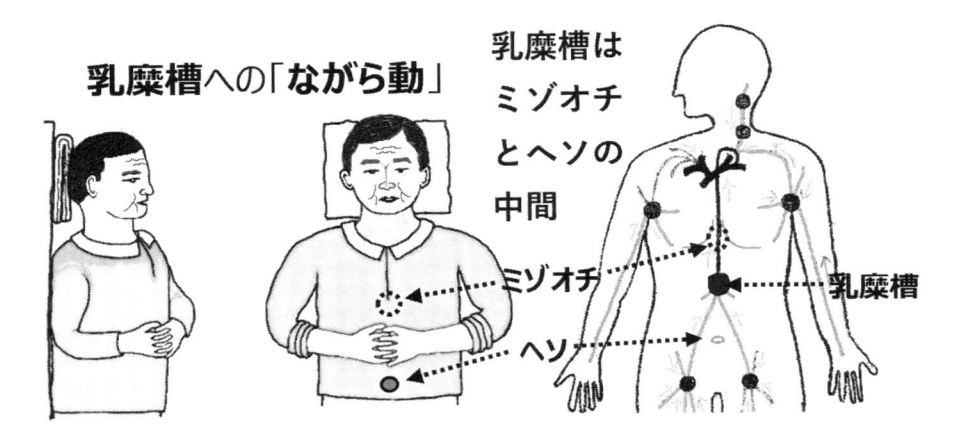

乳糜槽への「**ながら動**」

乳糜槽は
ミゾオチ
とヘソの
中間

ミゾオチ

ヘソ

乳糜槽

＊詳細についてはP79〜80の〔G〕を参照してください！

　乳糜槽への優しい刺激の後は、**リンパの流れ**が落ち着かせ、**副交換神経**を整えるため、**鼻呼吸**を約１分行いますが、息を整えながら眠りに入りましょう！

　😊本来であれば、この**乳糜槽**への刺激で一日の〔**ながら道**〕は終了ですが、厄介なことに**夜間尿**による複数回の**目覚め**で悩まされています。

　夜間尿の原因にはいろいろあると思いますが、その中のひとつに、用を足したあと残る**残尿感**によるものがあります。

　筆者の場合は**残尿感**が強いと1.5〜２時間で目覚め、軽く押さえた時でも３〜４時間で目覚めているのが現状です。

　それでも２時間違うと朝、目覚めたときの気分が随分と違うので、**残尿感**を残さない取組みも始めています。

9 夜中に尿意を催して寝床を離れ、横になるまでのスキマ時間に取組む「ながら動」。

取組み方を次の〔A〕〔B〕〔C〕に分けて説明します。

〔A〕ベッドを離れるときに行っている動作。
〔B〕放尿時、残尿感軽減を意識し行っている取組み。
〔C〕手洗後、就寝中発生した口腔内のネバネバ感を、解消するための取組み。

〔A〕ベッドを離れるときに行っている動作:(1)(2)

(1) ベッドに腰かけ、**イチニ〜**と大きく息を**吸いながら**背筋を伸ばしし、**サンシ〜ゴ〜ロクシチハチ**と息を**吐き出しながら**、**副交感神経**を**優位**にし、**自重の利用**で腰は曲げず、背中をまるめる動きで**背筋ホグシ**を3回繰返します。

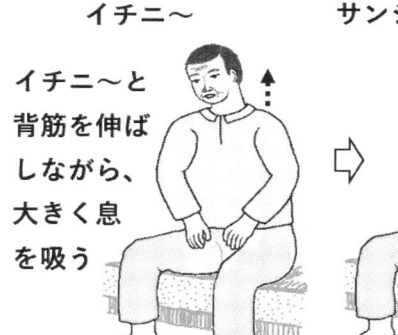

イチニ〜　　　　　　サンシ〜 ゴ〜ロク シチハチ

イチニ〜と
背筋を伸ば
しながら、
大きく息
を吸う

サンシ〜 ゴ〜
ロク シチハチ
と背中をまる
め、息を吐き
ながら背筋を
ホグス

(2) 腰への負担を軽くするため、起ちあがるときには必ず両手をヒザに添えて行いましょう！

〔B〕 放尿時、残尿感軽減を意識して行っている取組み：
(1) (2) (3) (4)

(1) 便座に向い、両足を通常より少し前で
広めに、ヒザを軽く曲げて起ちます：
この起ち方を〔シッコ起ち〕と命名。

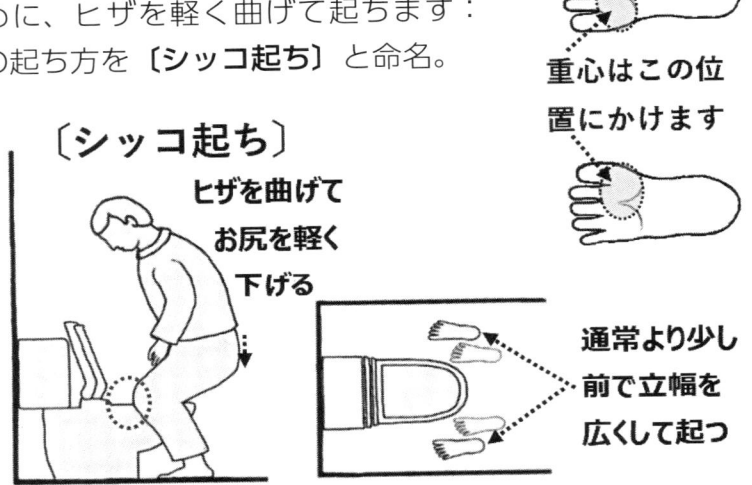

**重心はこの位
置にかけます**

〔シッコ起ち〕

**ヒザを曲げて
お尻を軽く
下げる**

**通常より少し
前で立幅を
広くして起つ**

(2) 〔シッコ起ち〕の次は放尿のため、男根を取り出した後の位
置に、重要なポイントがあります。
取り出された男根の**根元**に、着衣が**接触しない**ようにし、
副交感神経を優位にして起ちます。

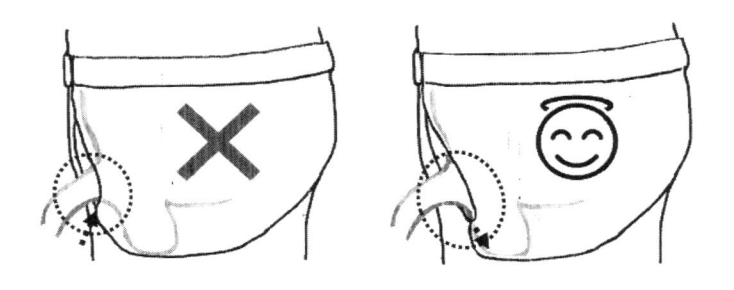

＊中指を使い、着衣が根元に接触しないよう下げましょう！

😊60代中頃から始まった前立腺肥大が原因と思われる**夜間尿**で、睡眠不足が慢性化し、睡眠による効果が期待できる身体の修復、活性化が望めなくなっていました。

　何か方法はないかな？と思っていましたが、用を済ましたあと、**残尿感**を少なく感じたときに、次の目覚めまでの時間が、少し長いことに気付いた次第！

　そこで１年ほどかけて、用便時にいろいろ試してみた結果、悪いときは1.5〜2時間で目覚めていたのが、**残尿感**を押さえるコツを掴んだことで最近は３〜４時間、タマ〜に５時間ほどだったのがチョコチョコ５時間に！

　夜間尿で同じ悩みを持つ方が意外と多いようなので、１年かけて掴みかけている**残尿感**を減らすコツを披露しましょう！

(3)〔**シッコ起ち**〕になり、男根の**根元を押さえない**スタイルが
　　整ったら、下図のように**親指側へ重心を移せる**ような姿勢に
　　なります。

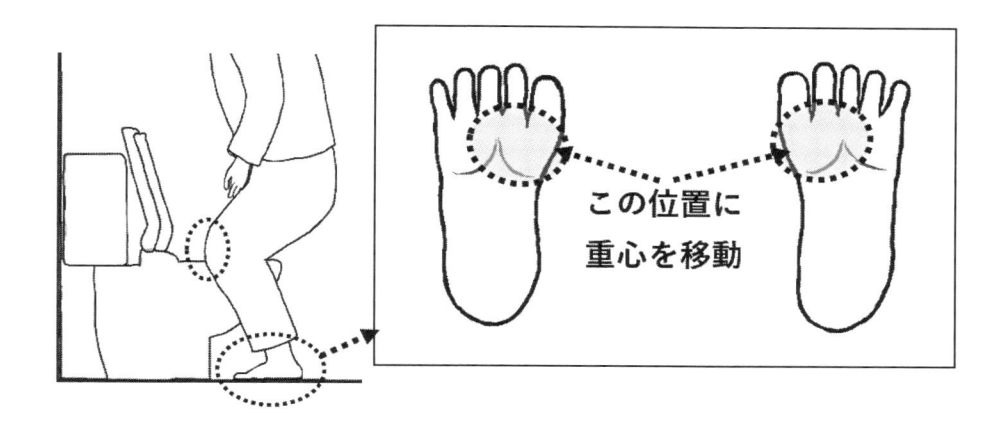

この位置に
重心を移動

＊この位置に重心を移すには、ヒザを**内側**に**締める動き**が**必要**なので、結果として**体**の**中心部**に**力**が**集中**します！

(4) 準備が整ったら鼻から大きく**吸った息**を、細〜く、長〜く吐
きながら、両足の**親指側**に重心を移し、**下腹部の力**を抜いて、
放尿を始めます！

下腹部の力を抜き、
シッコ起ちの姿勢で
大きく息を吸い、

息をユックリ吐きながら
重心を軽くまえにかけて
放尿を始めます！

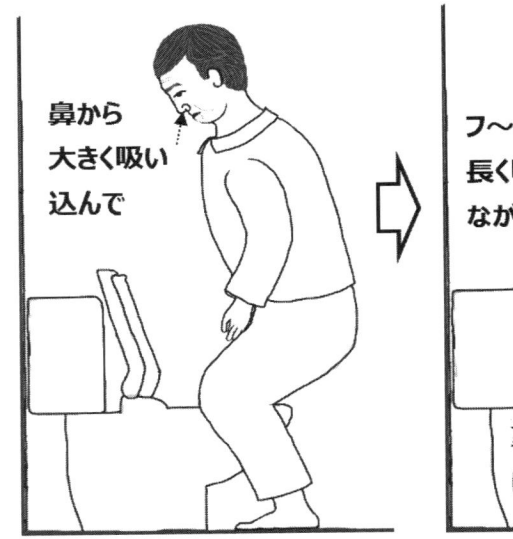

鼻から
大きく吸い
込んで

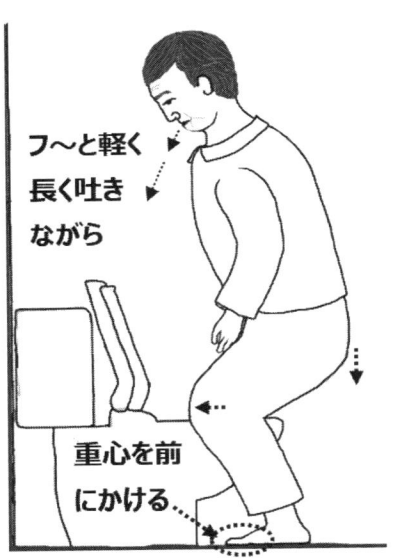

フ〜と軽く
長く吐き
ながら

重心を前
にかける

😊**シッコ起ち**ではヒザを曲げる動
作が多いので**ヒザ回りの強化**が必要
です！

基本動〔1〕（P52〜53）を、少
なくとも1日に1回、できれば朝夕
1回ずつ、計2回、**ヒザの強化**にと
りくみましょう！

基本動〔1〕

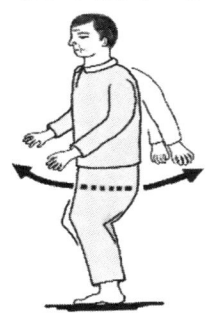

（5）**放尿**が途切れひと息ついた後、軽く吸った**息をユックリ吐き**ながら**足先（親指側）**に**重心**をかけ、**息を吐ききる**タイミングに併せ、**丹田**を**意識**した**下腹部**を**キュッ**と絞り、膀胱に**圧をかけ**、尿を押し出します。

　この**動作**を数回**繰り返す**ことで、膀胱や尿道に残っている尿が押し出され、残尿感が軽減されます！

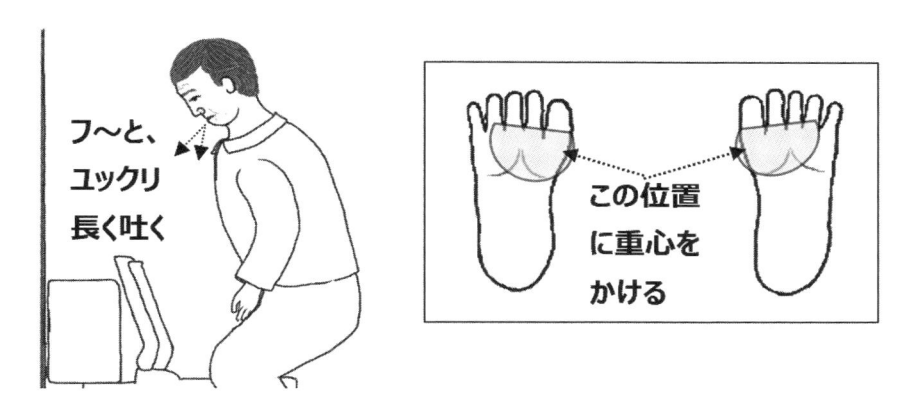

フ〜と、
ユックリ
長く吐く

この位置
に重心を
かける

息を吐ききったら、丹田を意識
し、キュッと絞める

ヘソ

丹田

○

×

この位置には力を
いれないよう注意！

お尻を軽く
下げ、足先
に重心をか
ける！

〔C〕 手洗いのあとに行なう、①モグモグウガイと、②水の飲み込みとゲップ。

①寝てる間に発生した**口腔内**の**ネバネバ感**解消と、**鼻腔**の奥にある鼻汁を吐き出すための**モグモグウガイ**。

　　😊**ウガイ**は**ガラガラ**ではなくて、水を多めに含み、口を閉じた状態で上を向き、**ホッペ**を使い**モグモグ**と行います。
　　この方法でウガイを行なえば、鼻腔の奥で出かかっている鼻汁を、取り出せます！

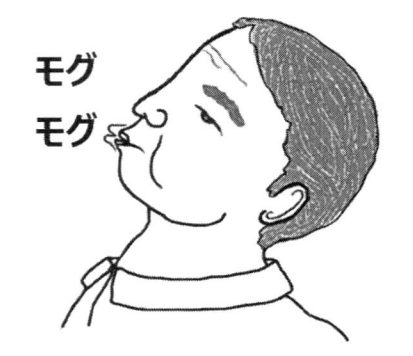

モグ

モグ

②**ウガイ**のあと、軽く含んだ**水**を勢いよく**飲み込み**ます。

　　😊目的はノドの奥に残っている可能性がある鼻汁を飲み込んで胃に送り、**胃酸で抹殺**するためと、老化で弱ってきている**飲み込む力の維持改善**が目的です！
　　強く飲み込んだ後、**ゲップ**をしたくなるので、意識して行い、老化で弱ってきている**ゲップ力**の強化も狙っています！

　胃液の主成分である胃酸は強酸性で、食物と一緒に入った細菌を殺菌するようなので、鼻汁が混じった水を飲み込んでも問題はなさそうです。

　日本の水道水は水質基準がきめられているので、飲料水として問題ありませんが、抵抗がある人は洗面台に市販のペットボトル等を用意しておくとよいでしょう！

　水道水を飲料水として認めていない国もあるので、飲料としての水は別途、市販されているものを購入する必要がありますが、我が国は大丈夫です！

　筆者の経験では、50年（1970年頃）ほど前、初めての海外旅行でパリに行ったとき、水道水は飲料水吸いではなくて、別途買わなければいけないことを知りビックリ！

　水が欲しくなったとき、その発音ができずに、代表的な商品名（エビアン）で注文していたことが思い出されます。

　当時の日本では、飲み水を買うことなんて思いもしなかった時代でしたが、帰国して数年後には、エビアンが売り出され、ビックリしたのを覚えています！

あとがき

　初めてのチャレンジでしたが、正直これほど大変だとは思いもしていませんでした。

　キッカケは、自分のやってきたことを、何か残せないかなぁ〜と、フト思ったことでした。

　子供時代は、日記も付けたことがない筆者ですが、実際に自分で経験した内容であれば、何とか書けるかな！と思い、人生百年時代、**元気な百歳**を目指し、実際に取組んでいる**健康法**を今回の題材に決めた次第です。

　決めたのは良かったのですが、当初４〜５０ページぐらいで、まとまるだろうと思っていたのが、結果は１５０ページまで膨らみ、年数も５年かかってしまいました。

　一番大変だったのが**イラストの作成**で、対面で説明すれば数秒で済むところが、イラストだとなかなか難しく、初めての経験ということもあり、大変な作業になってしまいました！

　こちらが伝えたいと思っていることが、上手く表現できていれば、苦労した甲斐もあるのでしょうが、さあどうでしょうかね？

　取組みが終り振り返ってみると、結果としては取組んで良かった！　という気持ちのほうが強いですね！

　途中でコロナ騒ぎがありましたが、おかげで全く退屈せずに過ごせました。

　取組んでいる動作と動作の合間に約１分（血流が全身を一周する時間）の休みを取るケースが多いのですが、元気だった子供時代に戻りたいという気持ちが働くのか、不思議と子供時代のこと

が、思った以上に次から次へと思いだされ、意外と覚えているもんだなあ！　とビックリ！

　そこで今回の経験を通じ感じたのは、自分のことであれば、物を書く経験がなくても、意外と書けるもんだなぁ〜と納得！

　もし全国の皆さんが、それぞれ子供の頃の思い出を書残すことにチャレンジし、年代別、地域別に整理すれば、今までとは違う新しい日本の姿が見えてくるのでは？と思ったり！

　思った理由ですが、筆者の故郷は五島列島の五島市で、小、中学の９年間を過ごしたときの記憶にあります。

　住まいは五島で一番大きな福江島の、内陸部にある本山という村でしたが、本籍は福江島の隣の久賀島で、夏休みになると必ず帰っていました。

　理由は、仲のいい同い年のイトコがいたことと、周囲が海なので、内陸部にある本山とは違う遊びができたことですね！

　その時から感じていたのが、五島という狭いエリアなのに、遊び方が、なぜこんなに違うんだろう？ということでした。

　どこの子供でもやっているコマの遊び方、ビー玉の遊び方等まで違っており、竹を使う手作り品も、平野が多い本山では、NHKで放送された「舞いあがれ」で紹介されてたバラモン凧、久賀では椿の樹がたくさんあるためメジロが多く、捉えて育てるための鳥籠づくりと、地域に合わせて取組んでいましたね！

　五島という狭いエリアであっても、子供の過ごし方が違うので、全国レベルの広い範囲で、いろんな角度から比較ができれば、面白い結果が出るのではないでしょうか？

　話が飛んでしまいましたが、取組んでくれるところがあればうれしいですね！

　今回、〔ながらの道〕に取組んだことで、身体の健康だけでな

く精神面でも若返ったので、この調子であれば、元気な百歳を目指し、毎日を過ごして行けそうです！

　なお、本書を出版するにあたっては、パレードブックスさんに依頼。出版コーディネーターを務めている森美貴恵さんのお世話になりましたが、筆者が伝えんとすることをシッカリと受け止めて頂き、素晴らしい形にまとめてもらいました。
　おかげさまで思っていた以上の作品に仕上がり、森さんに深く感謝をしている次第です。ありがとうございました。

元気な百歳を目指し
できることを、できる範囲で毎日

みんなで「**ながらの道**」を歩きましょう

『元気な百歳をめざして　ながらの道』刊行に寄せて

　著者の江頭さんはいつも元気にパレードブックスに足を運んでくれます。

　涼しげな作務衣に身を包んで、口調は優しく、とっても朗らかで健康そのもの。スタッフ一同、そのお姿に感服し、「本書を実践すれば江頭さんのようになれる！」と少しずつ「ながら道」を歩む毎日です。

　奥様思いで、家事もこなしておられる江頭さん。生活の支えは何よりも健康だとおっしゃいます。健康は生活の基礎になるものですが、加齢とともに維持することが難しくなってきます。ハードルをあげず、できることをできる範囲で。生活の中で育まれた江頭さんの健康法なら、きっと皆さんも実現できることと思います。

　ぜひ、本書を読んで「ながらの道」をいっしょに歩いてみませんか？

パレードブックス　出版コーディネーター　森美貴恵

元気な百歳をめざして
ながらの道

2024年11月6日　第1刷発行

著　者　江頭 清

発行者　太田宏司郎

発行所　株式会社パレード
　　　　大阪本社　〒530-0021　大阪府大阪市北区浮田1-1-8
　　　　　　　　　TEL 06-6485-0766　FAX 06-6485-0767
　　　　東京支社　〒151-0051　東京都渋谷区千駄ヶ谷2-10-7
　　　　　　　　　TEL 03-5413-3285　FAX 03-5413-3286
　　　　https://books.parade.co.jp

発売元　株式会社星雲社（共同出版社・流通責任出版社）
　　　　〒112-0005　東京都文京区水道1-3-30
　　　　TEL 03-3868-3275　FAX 03-3868-6588

装　幀　河野あきみ（PARADE Inc.）

印刷所　中央精版印刷株式会社